2016年深圳市科技计划项目"载20160020 医疗电子设备检测公共技术服务平台"
（项目编号：GGFW20160510110453579）研究成果

除颤器
信号处理算法及测试应用

张双文　杨衍菲　郭玉英　著

中检集团南方电子产品测试（深圳）股份有限公司　组织编写

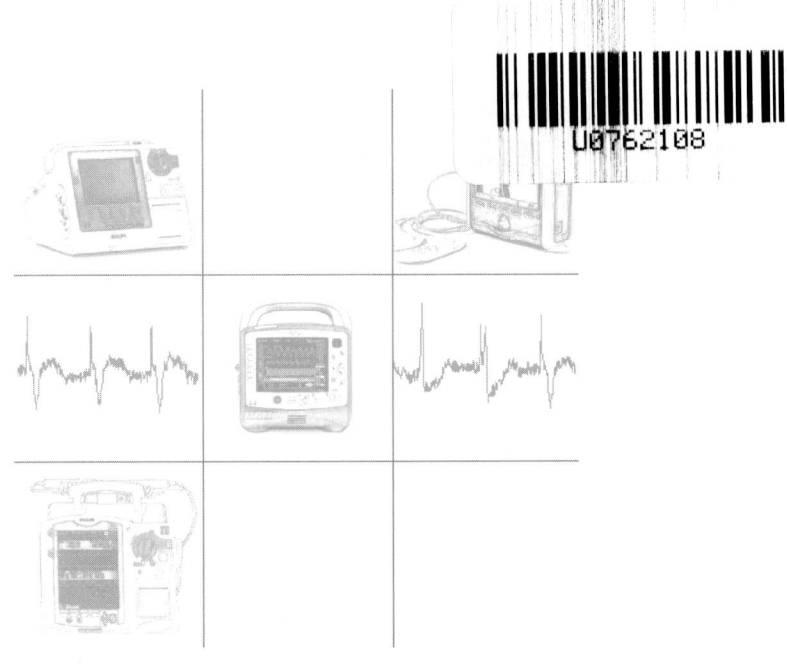

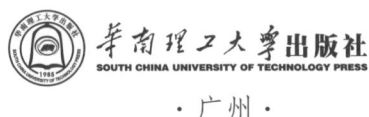

· 广州 ·

图书在版编目(CIP)数据

除颤器信号处理算法及测试应用/张双文,杨衍菲,郭玉英著. —广州:华南理工大学出版社,2019.2

ISBN 978-7-5623-5876-3

Ⅰ.①除… Ⅱ.①张… ②杨… ③郭… Ⅲ.①心脏除颤器-信号处理 ②心脏除颤器-测试技术 Ⅳ.①R318.11

中国版本图书馆 CIP 数据核字(2018)第 303198 号

Chuchanqi Xinhao Chuli Suanfa Ji Ceshi Yingyong

除颤器信号处理算法及测试应用

张双文　杨衍菲　郭玉英　著

出 版 人：**卢家明**
出版发行：**华南理工大学出版社**
　　　　　(广州五山华南理工大学 17 号楼,邮编 510640)
　　　　　http://www.scutpress.com.cn　E-mail:scutc13@scut.edu.cn
　　　　　营销部电话：020-87113487　87111048（传真）

策划编辑：袁　泽
责任编辑：王荷英　袁　泽
印　刷　者：广州市新怡印务有限公司
开　　　本：787mm×1092mm　1/16　印张：5.5　字数：94 千
版　　　次：2019 年 2 月第 1 版　2019 年 2 月第 1 次印刷
定　　　价：36.00 元

版权所有　盗版必究　印装差错　负责调换

前　言

心室颤动（ventricular fibrillation，室颤）是一种严重危及患者生命安全的恶性心律失常。心源性猝死（sudden cardiac death，SCD）是心血管疾病死亡的主要原因，占心血管病死亡总数的50%以上。而造成SCD的主要原因是，在各类心血管病变的基础上发生的一时性功能障碍和电生理改变，并引发恶性室性心动过速（ventricular tachycardia，室速）、室颤等。SCD发病急、进展快、病情凶险，且80%发生在医院外，而这其中又有80%是发生在睡眠中，抢救困难，导致患者突然死亡，是严重威胁人民健康和生命的恶性疾病。目前室颤是成人心搏骤停最常见的心律失常类型，在院前突发的SCD中室颤占30%～40%。有文献报道，院前猝死的患者中大部分是以室颤为初始心搏骤停的节律，能否成功复苏与电除颤的应用率密切相关。因此，早期电除颤成为心肺复苏中终止室颤的唯一有效手段，每延迟除颤1分钟，抢救成功率就下降7%～10%。心房颤动（atrial fibrillation，房颤）是心房发生病变在体表心电图上的表现，此时心房已不能正常地完成舒张与收缩。房颤是一种慢性的心律失常，初始可能为短暂性房颤，但如果不及时进行诊治，会发展为永久性房颤，引起中风等恶性疾病。

本书主要研究室颤和房颤检测的算法，并应用此算法在异步除颤模式下正确定位室颤，在同步除颤模式下正确定位房颤，并根据QRS波检测环节定位出的QRS波位置，以便及时进行除颤，挽救患者生命。在对大量心电数据研究的基础上，最终采用以Lempel-Ziv复杂度为主的计算方法进行室颤检测，先以斜率方法及时定位QRS波的位置，再以RR间期不规则度的计算方法进行房颤检测，实现系统的异步除颤和同步除颤。

设计完成后的算法通过标准数据库MIT-BIM和CU进行准确性评测，

评测结果表明系统性能较好，抗干扰能力强，能够实现正确定位室颤和房颤。同时，由于系统的计算量适中，实现后，系统可移植到除颤监护仪和自动体外除颤器（automatic external defibrillator，AED）等设备，特别适用于一般的小型嵌入式除颤类设备中。

房颤检测是当前研究的热点，RR 间期不规则和没有 P 波是房颤的两个主要条件。RR 间期不规则比较容易计算和判断，只需要把 QRS 波定位出来再结合一定的模型判断，基本就可以判断 RR 间期是否不规则。而 P 波检测是房颤检测的难点，主要是因为 P 波一般幅度小、宽度较窄，很容易被噪声所淹没，而一般的高通、低通滤波在把噪声滤除的同时，基本也会对 P 波造成一定的影响，导致更难检测。同时很多时候干扰的波形与 P 波形态比较接近，也会造成误检。本系统暂时只采用 RR 间期不规则度法来初步检测房颤，如果要进一步提高检测房颤的准确度，需要进行 P 波检测。

由于室颤的危险性，在临床中无论是误判还是漏判，都会造成比较大的风险。误判会增加医护工作人员的工作量，让他们不信任室颤报警，导致报警疲劳；漏判则更严重，延误抢救患者的宝贵时间，直接威胁患者生命安全。然而，临床场景异常复杂，各种噪声干扰都有可能存在，患者自身活动、多设备互连、各种患者导联线、劣质电极片等都会引入各种噪声，而部分噪声与室颤的波形形态很像，这时很有可能造成室颤误检，从而降低室颤的阳性预测度；也有可能在发生室颤时有噪声存在，室颤波形部分或全部淹没在噪声中，此时系统可能检测不到，造成室颤漏检，降低室颤的敏感度。所以，若要真正应用于临床中，系统还需将噪声与室颤区分开来，这还需要进行进一步的研究。

著 者

2018 年 10 月

目 录

1 绪论 …………………………………………………………………………………… 1
　1.1 体表心电图原理及基本知识 ………………………………………………… 1
　　1.1.1 正常心电图 …………………………………………………………… 1
　　1.1.2 房颤与室颤 …………………………………………………………… 4
　1.2 室颤和房颤的危害性 ………………………………………………………… 7
　　1.2.1 室颤的危害性 ………………………………………………………… 7
　　1.2.2 房颤的危害性 ………………………………………………………… 8
　1.3 国内外除颤器的发展现况 …………………………………………………… 8
　1.4 课题研究意义 ………………………………………………………………… 10

2 除颤系统概述及心电算法的相关标准要求 …………………………………… 12
　2.1 除颤系统概述 ………………………………………………………………… 12
　2.2 IEC 60601-2-27/YY 1079 对心电算法的要求 …………………………… 12
　　2.2.1 对心率测量范围、准确度和 QRS 波检测的要求 ………………… 12
　　2.2.2 对心率复律的要求 …………………………………………………… 14
　2.3 IEC 60601-2-4/GB 9706.8 对心电算法的要求 ………………………… 14
　　2.3.1 对心律识别检测器的要求 …………………………………………… 14
　　2.3.2 对同步器的要求 ……………………………………………………… 15
　2.4 除颤系统主要框架 …………………………………………………………… 16
　　2.4.1 主要框架介绍 ………………………………………………………… 16
　　2.4.2 同步除颤与异步除颤 ………………………………………………… 18
　2.5 除颤系统软件功能介绍 ……………………………………………………… 18

3 除颤算法分析 …………………………………………………………………… 20
　3.1 信号预处理 …………………………………………………………………… 20
　　3.1.1 噪声背景分析 ………………………………………………………… 20

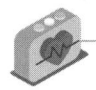

- 3.1.2 滤波器模式FIR与IIR ………………………………………… 22
- 3.1.3 功能滤波器设计 ……………………………………………… 23
- 3.1.4 滤波效果 ……………………………………………………… 28
- 3.2 QRS波检测与HR计算 …………………………………………… 34
  - 3.2.1 QRS波检测方法介绍 ………………………………………… 34
  - 3.2.2 QRS波的斜率检测方法 ……………………………………… 35
  - 3.2.3 HR计算 ……………………………………………………… 41
- 3.3 同步除颤检测算法 ………………………………………………… 42
  - 3.3.1 房颤检测方法介绍 …………………………………………… 42
  - 3.3.2 不规则度检测方法 …………………………………………… 43
- 3.4 异步除颤检测算法 ………………………………………………… 44
  - 3.4.1 室颤检测方法介绍 …………………………………………… 44
  - 3.4.2 0/1化转换及复杂度计算 …………………………………… 47
  - 3.4.3 对称性与颤动频率检测方法 ………………………………… 49
  - 3.4.4 斜率计算 ……………………………………………………… 49
  - 3.4.5 室颤判断 ……………………………………………………… 50
- 3.5 心跳停止检测算法 ………………………………………………… 51

4 算法评测分析 …………………………………………………………… 52

- 4.1 评测数据库介绍 …………………………………………………… 52
- 4.2 符合IEC 60601-2-4/GB 9706.8要求的评测方法介绍 ………… 53
- 4.3 数据库评测平台 …………………………………………………… 54
- 4.4 数据库评测结果 …………………………………………………… 58
  - 4.4.1 QRS波检测结果 ……………………………………………… 58
  - 4.4.2 室颤检测结果 ………………………………………………… 62
- 4.5 IEC 60601-2-27/YY 1079中规定的试验方法介绍和测试结果 …… 66
  - 4.5.1 QRS波幅度和间期的范围 …………………………………… 66
  - 4.5.2 心率的测量范围和准确度 …………………………………… 73
- 4.6 结论 ………………………………………………………………… 76

参考文献 …………………………………………………………………… 79

1 绪论

1.1 体表心电图原理及基本知识

体表心电图是由心肌细胞电活动投影到体表，并由标准体表电极连接到心电测量系统中，通过测量系统的放大、滤波和模数转换而获得心电信号，通常是 12 导联或者 18 导联心电信号，是心脏疾病的首选筛查方法之一。

1.1.1 正常心电图

正常心电图（ECG）如图 1-1 所示。

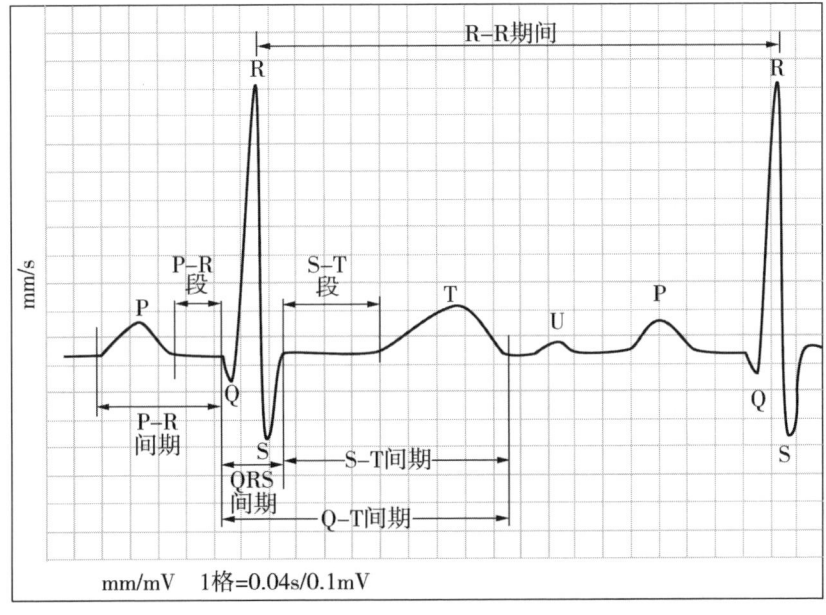

图 1-1 正常心电图

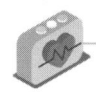

心电图机将心电信号输出在记录纸上。国际规定的标准波形速度是 25 mm/s，即横向的每个小细格代表 0.04 s。记录幅度与产生这一记录的信号幅度之比是灵敏度，国际规定的标准灵敏度是 10 mm/mV，即纵向的小横格表示 0.1 mV。对于心电图纸上各个波和各个间期的详细介绍如下。

1. 心电图上的各种波形

一次心动周期中，心脏各部分的电位变化折射到心电图上会呈现出一系列幅度不同、宽窄不一的波形，包括 P 波、QRS 波、T 波和 U 波，其中 U 波因人而异，不一定能监测得到，其机理暂不明确。

（1）P 波，第一个出现的圆钝波形，幅度不高。它反映的是由窦房结激动的右、左心房的激动。除 aVR 导联（加压单极右上肢导联）外，P 波一般表现为直立的，肢体导联中 P 波一般不高于 0.25 mV，胸导联中 P 波不应高于 0.15 mV。正常 P 波的宽度不应超过 0.11 s。

（2）QRS 波群，在 P 波之后出现，狭窄但幅度高。它代表着兴奋从房室结发出先后通过房室束、左右束支和纤细的浦肯野纤维进入心肌细胞，刺激心室的收缩，因此可以将其看作是心室收缩的开始的心电图表现。一个心搏中以 QRS 复合波斜率最高，可达 400 mV/s。当 QRS 波存在明显切迹或双峰时，QRS 波的频率可达 40～70Hz，对于一些切迹、心室晚电位（VLP），QRS 波的频率可达 100Hz 以上。QRS 波群由 Q 波（有或无）、R 波和 S 波组成。波群中出现在向上的波之前的方向明确向下的波形，如果它宽度不足 0.04 s，幅度低于 0.15 mV，记作 q 波；若它高且宽，记作 Q 波，某些情况下 Q 波可能是缺失的。无论 Q 波存在与否，第一个出现的方向向上的高尖波形被认为是 R 波。R 波之后出现的是 S 波，方向向下，根据深度不同又分为 S 波和 s 波。波的高低虽然可以呈现出多种形态，但它都被限制在一定时间内，一般而言，正常人的 QRS 波群持续时间约为 0.08 s，波动范围为 0.06～0.10 s。应关注时限超范围的情况，超过 0.12 s 已经存在病理意义。

（3）T 波，在 QRS 波群暂停之后出现，代表心室的复极和除极。观测 T 波需要注意三点，方向、形态和幅度。T 波在各个导联中的方向不是一致的，可直立、平坦、双向甚至是倒置的 T 波。拥有关于不对称的形态，顶端圆滑自然，先缓慢上升然后稍陡地下降至等位线。T 波在各个导联中的幅度并不相同，一般而言，在肢体导联中不超过 0.5 mV，而在胸导联中不超过 1.0 mV。临床上，初期心肌梗死或高钾血症常常观察到幅度特别高、宽度极窄的非正常 T 波。

2. 各个波形之间的等电位线

位于等电位线之上的波形持续时间，结合各个波形的名称，分别被称作 P-R 间期、S-T 段和 Q-T 间期，其意义如下。

(1) P-R 间期，可以简单地概括为 P 波起始至随后 QRS 波群开始的时间，反映的是心房内、房室结以及希氏束-浦肯野纤维的传导时间。正常窦性心律的前提下，P-R 间期为 0.12～0.20s，心率加快时，持续时间表现为相应地稍微缩短。但传导系统发生问题时，持续时间则表现为延长或缩短。

(2) S-T 段，可以简单地概括为 QRS 波群终止至 T 波起始的这段时间。S-T 段需注意观察它的抬高或压低，对于其形态，需注意观察上斜、水平或下斜。还要特别注意 S-T 段抬高或压低的范围，超过一定范围，存在病理意义。一般情况下，S-T 段呈现上斜形态，如果呈现水平或下斜形态，也是不正常的表现。

(3) Q-T 间期，监测的是 QRS 波群的起始至 T 波终止的时间，其反映的是除极和复极的时间。持续时间根据心率的速度而调整，常用 Bazett 式来进行校正，即 $Q-T_c = k(R-R)$（k 为一常数，$R-R$ 为两个 R 波的间期），$Q-T_c$ 的上限男性为 0.39s，女性为 0.44s。

一个完整心搏的各个波形的简单总结如表 1-1 所示。

表 1-1 完整心搏的各个波形的简单总结

波形	幅度/mV	宽度/ms	频率/Hz
P 波	0.05～0.2	50～100	0～8
QRS 波群	0.5～4	60～100	0～55
T 波	一般大于 R 波 0.1 倍	50～250	0～11

基于以上各个波的幅度特征，主流厂家的监护仪动态范围一般都设在 ±10mV 以内，例如，国内主流监护仪迈瑞公司的监护仪动态范围设为 ±8mV，国际主流监护仪 Philips 公司的监护仪动态范围设为 ±5mV。

500 Hz 信号采样率，0.05～150 Hz 的频率带宽，采用 12 导联分析，这种组合同时被世界卫生组织(WHO)、国际心脏联盟协会(ISFC)、欧共体心电图标准化小组推荐用于心电诊断。考虑到心电监护和心电诊断的要求不同,本研究采用 250 Hz 信号采样率、0.5～40 Hz 频率带宽、单导联的分析方式。其中心电监护的基本要求为:以长时间连续监护为目的,更加侧重考虑长时间监护场景下的稳定性,以心脏的节律分析为主,侧重短时可能发生危险信号,以室性波识别为主,对于波形质量,要求识别波形的大致形态,可识别节律即可。而心电诊断要求进行细节分析和以诊断为目的,一般以短时分析为主(如主流的心电图机都分析 10 s 数据),但是对信号的精度、带宽范围都比心电监护有更高的要求。

综上所述,心电图是由于心脏内部的窦房结发出电指令,经心房、房室结、左右束支,然后到达心室,再由心脏传至体表,最后通过电极获取到心脏的电活动。心电图上表现出的各个波形与心脏内部各部分活动的对应关系见图 1-2。

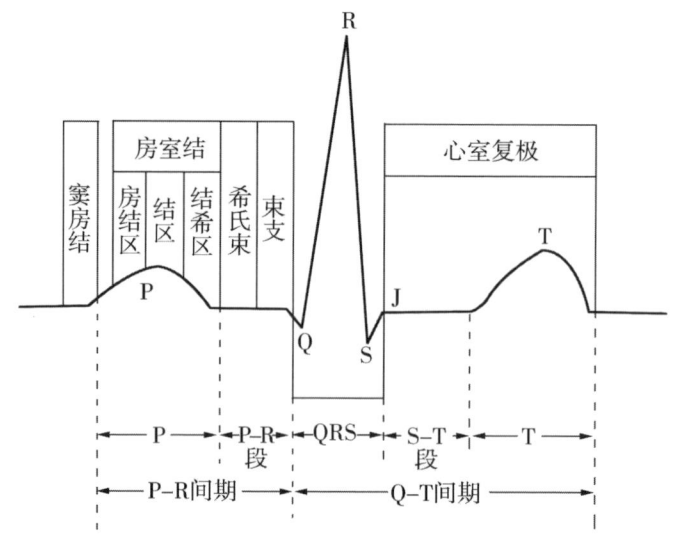

图 1-2 正常心电图波形与心脏活动对应关系

注:J 点是 QRS 波与 S-T 段交界处一个突出性的转折点(结合点),它标志着心室除极的结束,复极的开始。

1.1.2 房颤与室颤

1. 房颤

房颤(AF)被公认为是最严重的心房电活动紊乱。发生房颤时,心房快速、杂乱无序的颤动取代原有的规则有序的电活动。心房无法有效地收缩与舒张将引起心脏泵血功能降低甚至无法泵血，同时房室结对快速心房激动的递减传导，最终将导致心室极端无序的反应。

P 波消失是房颤反映在心电图时的重要特征，同时将观察到大小、形态及时限均不规则的颤动波（f 波），多数情况下心室率也不规整。发生房颤时，所有导联的 P-P、Q-Q、R-R、S-S、T-T 间期都没有规律，也就是 P 波的位置上被大小不一的 f 波取代，而 QRS 波群正常，如图 1-3 所示。

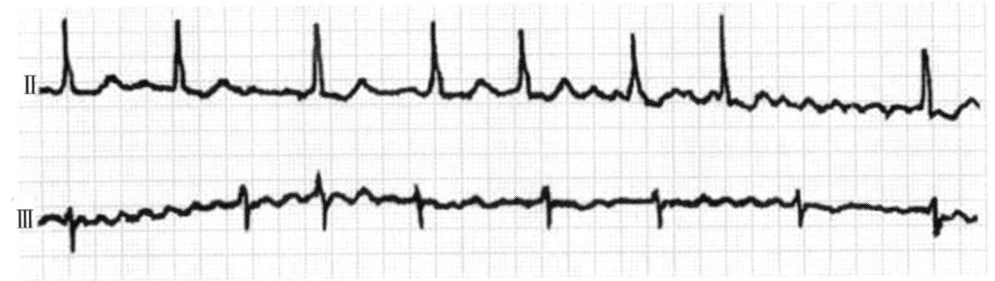

图 1-3 房颤信号

根据其发作特点，房颤可分为三类：阵发性房颤（paroxysmal AF）、持续性房颤（persistent AF）及永久性房颤（permanent AF）。

（1）阵发性房颤：持续时间小于 7 天，一般小于 24 h，多为自限性。

（2）持续性房颤：持续时间大于 7 天，自行复律的可能性不大，药物复律成功的概率不高，常需辅助电复律。

（3）永久性房颤：无复律适应证或复律失败，无窦性心律。

当发生房颤时，如果患者没有症状或症状轻微，则很难判断持续时间，也无法判断曾经是否发生过房颤，对于这种房颤，确定其发生时间是非常困难的。三类房颤的转换关系如图 1-4 所示。

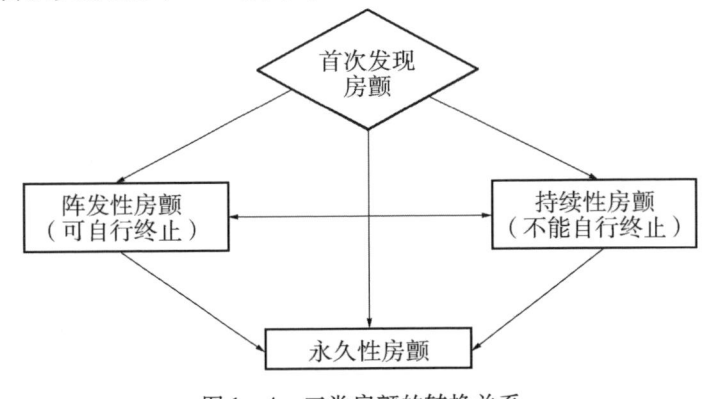

图 1-4 三类房颤的转换关系

从图1-4的转换关系可以看出，阵发性房颤和持续性房颤在一定条件下可以相互转换，且都能向永久性房颤发展。

2. 室颤

室颤是指心室颤动（VF），被公认为是非常严重的恶性心律失常。室颤发生时，心室整体的收缩能力丧失，取而代之的是心室内部各个异常激动点快而不协调地颤动，导致泵血失效。发生室颤时，所有导联的P-P、Q-Q、R-R、S-S、T-T间期都没有规律，无QRS波和T波，呈现出大小不一的颤动波，频率在150～500bpm*甚至更高，如图1-5所示。

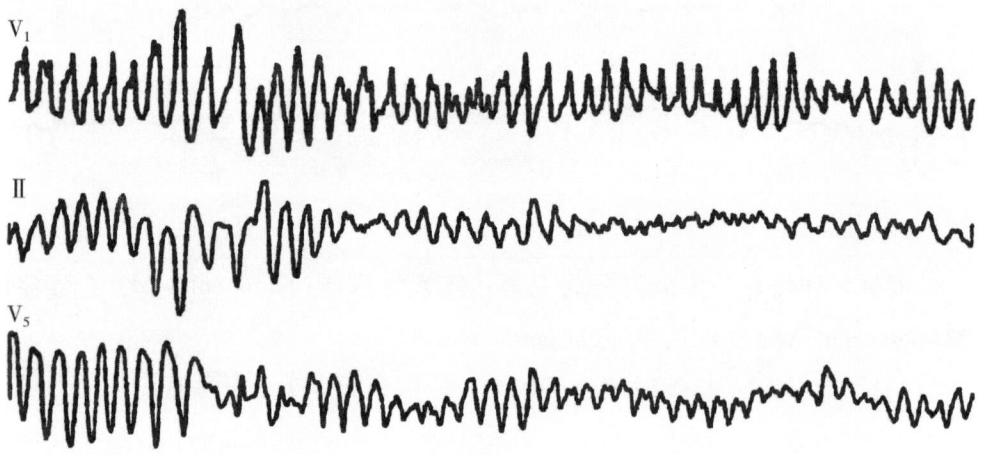

图1-5 室颤信号（3导联）

室速即室性心动过速（VT），是指起源于希氏束分叉处以下的3～5个以上宽大畸形QRS波组成的心动过速（连续3个或3个以上的自发性室性电除极活动，或者心脏电刺激所诱发的连续所诱发的连续6个或6个以上的快速性心室搏动），如图1-6所示。一般情况下，发生室速时，室性心率不低于120bpm，持续时间高于30s。假如室性心率继续上升，当超过150bpm时，存在发展为可除颤室速的可能性，此时患者比较危险，有可能会进一步发展为室颤，所以应及时进行异步除颤。

发生室速时，室性心率范围在100～250bpm，以150～250bpm居多，心率可能规律，也可能不规律。QRS波表现为波形宽且比正常QRS波畸形，持续时间高于120 ms，大部分情况下高于140 ms。

＊bpm，即beat per minute，表示每分钟心脏跳动的次数。

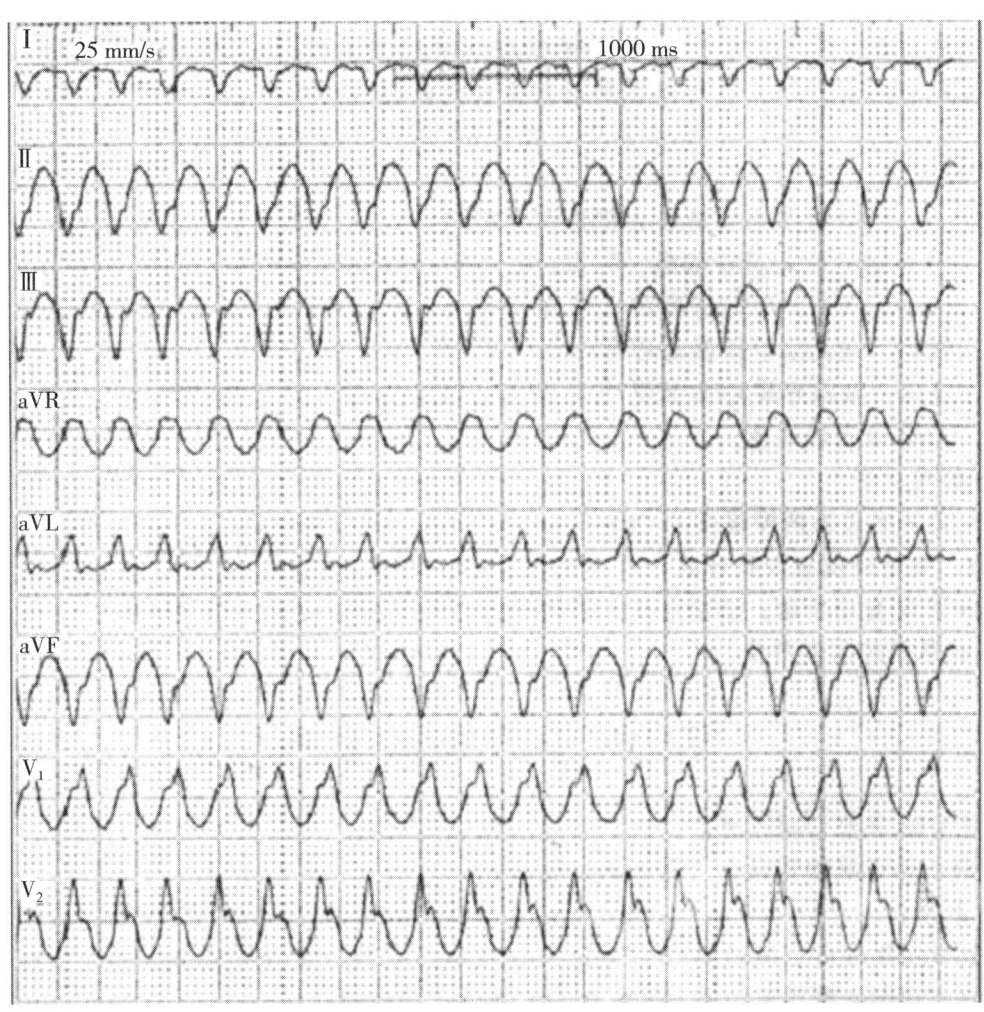

图 1-6　室速信号(8 导联)

1.2　室颤和房颤的危害性

1.2.1　室颤的危害性

室颤包括心室颤动和可除颤室速,即室性心率超过 150 bpm 的持续性室速。发生室颤时,患者已无意识,常表现为倒地抽搐、脉搏消失、面色苍白、血压为零等，处于极度危险之中，随时有可能心室骤停，应及时进行异步除颤。在血液动力学中，室颤的影响与心室停搏相当，所以也常是临终前的一种致命性心律失常。

当患者出现室颤这种恶性心律失常时，对患者进行电击除颤是当前最合适、有效的治疗手段[1]，其原理是用高压电流对患者心脏进行去极化，让心室细胞和起搏细胞恢复正常。除颤的时间至关重要，每延迟除颤1min，成功率将下降7%～10%，在1min之内进行除颤，存活率可达90%，5min后将下降到50%左右，即若在发病后4min内除颤，成功率50%以上，第7min约30%，9～11min后约为10%，超过12min则只有2%～5%[2]。

室速也是一种严重的快速心律失常，持续发生时存在发展成室颤的可能性，所以必须及时治疗。发生室速时，不同年龄的患者症状表现不同。小儿呈现躁动不安、呼吸急促、面色惨白的病态；年长者呈现可诉心悸、心前区疼痛的病态，病情严重时甚至会昏厥、休克、充血性心力衰竭等。药物或电除颤是目前治疗室速的有效方法。

1.2.2 房颤的危害性

发生房颤时，心脏跳动快且不规整，严重时存在发展成室颤的可能性。所以在发生房颤时，有效的终止方法是药物治疗和同步电除颤。

房颤发病率在普通人群中为0.4%～1.0%，但会随着患者年龄的增加而增大。发病率在低于60岁人群中表现不明显，而在高于80岁人群中表现约为8%。心悸、呼吸艰难、胸痛、困倦、头昏和黑矇等都可能是房颤临床症状。房颤的临床表现受到患者的心室率、心脏功能、其他病灶、房颤时间的长短以及患者本身对病症敏感程度等多种情况的影响。在永久性房颤中，存在长时间后症状反而减弱甚至无症状的情况。有时在抢救卒中、栓塞或心力衰竭等重疾时才发现其是房颤的并发症，这种现象通常出现在无任何症状的房颤患者中。近年来，因房颤而就诊的患者日益增多，加之我国人口老龄化的国情，更需关注房颤带来的健康隐患。

1.3 国内外除颤器的发展现况

除颤器可以简单分为专业型和通用型（或民用型），专业型的一般为除颤监护仪，配有界面显示，除了检测是否有室颤外，还可以检测心率，一般在专业的医疗机构（如医院）才会配有这种除颤监护仪。通用型除颤器的典型代表是自动体外除颤器（automated external defibrillator，AED），可配备语音提示和屏幕操作显示，便于携带和操作简单，普通人稍加培训即可掌握其使用方法。它提供特定心律失常的诊断，一般为房颤、室颤，然后释放电击除颤，是可被非专业人员使用的用于抢救心源性猝死患者的医疗设备。由于其便利性和及时性，是现在除颤器研究和发展的重点。

目前国外一些发达国家或区域如日本、美国和欧洲，在一些大型公共场合如机场、大型商场、火车站等，一般都会配备 AED，目的就是在出现意外时，能够第一时间对患者进行抢救。国内在 AED 配备方面与先进国家相比稍落后，只有少数的商场、机场和火车站会配备 AED，同时缺少经过培训能熟练使用的人员。值得高兴的是，随着经济的发展，公共场合的 AED 配备得到了更多的关注和落实。如 2018 年 10 月 1 日，《深圳经济特区医疗急救条例》正式施行，深圳公共场所配备 AED 成为工作重点和亮点之一。截至目前，已有超过 500 台 AED 投入到深圳各公共场所及人员密集区域，其中深圳宝安国际机场配置了 100 台（图 1-7），深圳地铁沿线配置了 200 台，深圳地铁集团下辖的站点已实现"站站都有 AED"。为实现"全民急救，救在你身边"，深圳市急救中心联合腾讯发布了覆盖全城、一键可查的深圳"AED 地图"。打开腾讯地图或微信小程序，搜索"AED 导航"即可显示距离最近的几台 AED，根据导航提示可前往取出。同时，38 辆交警铁骑台也配置了 AED，今后，如遇到急救突发事件，交警铁骑可以穿过拥堵的车流，第一时间使用 AED 进行心肺复苏，成为"路上最灵活"的急救者[3]。

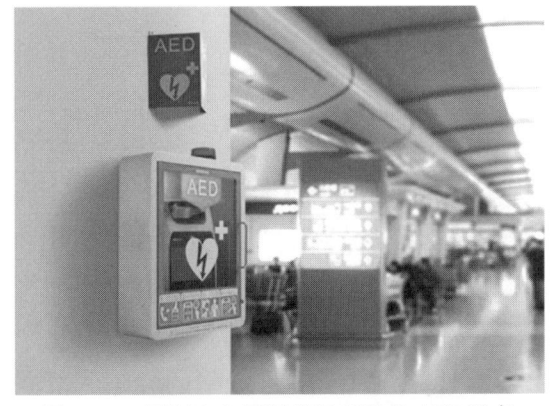

图 1-7 深圳宝安国际机场安装的 AED 设备

操作 AED 时，根据语音提示按下"除颤"按钮就可以进行电击除颤，十分简便。目前 AED 通过除颤波的方式释放能量，而释放的最低能量要求必须要能消除室颤。单相波和双相波是目前被普遍采用的两种除颤波。由于单相波在除颤时需要的能量更多，时间更长，对患者心脏的损害也更大，因此双向波是 AED 发展的趋势[4]。动物实验研究表明，如果实现相同的除颤功效，使用双相波除颤的能量和电流明显低于单相波[5]，在终止长时间室速上，使用相对低能量的双相波与相对高能量的单相波同样有效[6]，且双相波除颤能更好地使自主循环恢复，有助于提高患者的存活率[7]。

当前国外生产 AED 比较著名的公司有 ZOLL（产品见图 1-8）、Medtronic、Cardiac Science 以及 NIKON KOHDEN，目前市面上比较常见的国外品牌 AED 也多数是前两家公司的产品。国内比较著名的 AED 生产公司只有迈瑞医疗，且该公司的 AED 也是最近几年才推出的新产品（图 1-9），市场份额不大。

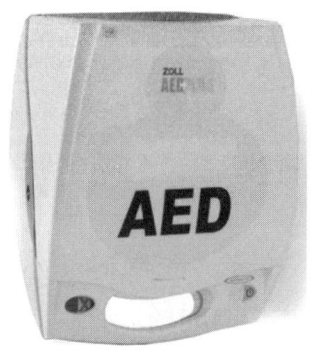

图 1-8　ZOLL AED

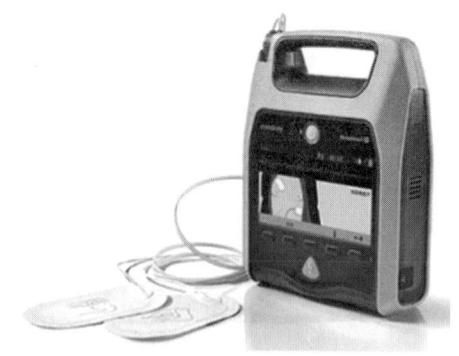

图 1-9　迈瑞（Mindray）BeneHeart D1（AED）

1.4　课题研究意义

电击是抢救和治疗房颤和室颤的唯一有效手段，心脏除颤器是现代医疗必备的设备。只有当心脏的所有肌纤维同步收缩时，心脏才能产生有效搏动，才能有效对外泵血，身体各项机能才能有效发挥应有的作用。但是，当患者发生严重致命的恶性心律失常（如房扑、房颤、室速）时，心肌纤维不再有效同步收缩，心脏不能有效收缩对外泵血，全身血液动力出现障碍[8]。

特别是出现心室颤动时，心室不再是规则的收缩和舒张，而是被快速无规律的颤动波替代，引起严重的血液供应不足，如果此时不进行有效的电击除颤，患者的生命会有很大的危险，甚至很快会死亡。除颤系统所研究的就是在这样的场景下，快速定位出患者是否已经发生室颤，并提示需要进行电击除颤，使心肌细胞去极化而停止不协调、无规律的颤动，及时挽救患者的生命，具有重要的临床应用价值。

目前，国内市场除了迈瑞公司的新款除颤仪（D1）外，多数是国外品牌，导致除颤设备成本高昂，不利于推广应用，特别是在基层和广大的社区。

因此，本书提出除颤系统中的信号处理算法的关键技术研究课题，希望在解决除颤系统中的关键技术问题上迈出一步，让更多的人了解除颤技术，为进一步研发相关产品奠定基础。同时，详细介绍现行检测标准对除颤器的要求以及测试方法，意在帮助企业在研发过程中就考虑标准中的强制性性能指标，避免在后期检测阶段才暴露重大缺陷，提高转换效率。

2 除颤系统概述及心电算法的相关标准要求

2.1 除颤系统概述

除颤系统的主要功能是进行异步除颤和同步除颤分析,其中异步除颤主要是检测当前信号是否有室颤/室速,如果有则及时报警,以便进行异步除颤,及时抢救患者生命。同步除颤主要是检测当前信号是否有房颤,如果有,根据定位出的窦性 QRS 波的波峰进行同步除颤。

异步除颤的主要指标是室颤检测的准确性,通过检测的敏感度和阳性预测度体现检测准确性。同步除颤的主要指标是房颤检测的准确性,也是通过检测的敏感度和阳性预测度体现准确性,还有窦性 QRS 波波峰定位的延时,整个同步除颤系统的延时须小于 60 ms,QRS 波检测的延时须小于 35 ms。

本课题中对相关信号处理算法及评价的 3 个关键指标是:
①QRS 波检测敏感度 > 97%;
②QRS 波检测延时 < 35 ms;
③室颤检测敏感度 > 90%。

提出上述 3 个关键指标主要参考了国际和国内现行的心电检测标准和行业内主流产品的性能指标,既保证符合标准的要求,又保证处于行业产品中的领先水平。

下面介绍国内外现行检测标准对除颤器中涉及心电信号处理算法的要求。

2.2　IEC 60601 - 2 - 27/YY 1079 对心电算法的要求

2.2.1　对心率测量范围、准确度和 QRS 波检测的要求

标准 IEC 60601 - 2 - 27:2011 规定了心电监护设备的基本安全和基本性能

要求。根据第 201.3.63 节的解释,在单一患者身上通过电极、导联线和其互连关系的方法获得或显示 ECG 信号的设备称为监护仪。所谓除颤监护仪,是指兼有除颤器和监护仪功能的仪器,其监护部分应当满足该标准的要求。

标准 IEC 60601-2-27 第 201.12.1.101.15 节中规定,允许的最小心率计量程为 30～200 bpm,容许读出误差不超过输入心率的 ±10% 或 5 bpm 中较大者。标明用于新生儿/小儿患者的心电监护仪应至少达到 250 bpm 的心率扩展范围。此外,低于公布的心率计量程低限的 ECG 输入信号不应导致高于此低限的心率显示。高于公布的心率计量程高限的输入信号,直到 300 bpm(对标明用于新生儿/小儿患者的监护仪,直到 350 bpm)不应导致低于此高限的心率显示。超出该标准要求的心率测量范围部分制造商应给出其准确度。

YY 1079—2008 是国内现行的对心电监护仪的性能检测标准,其在第 4.2.5.1 节 QRS 波幅度和间期的范围和第 4.2.6 节心率的测量范围和准确度中提出了与 IEC 60601-2-27 一致的要求。

对于一持续的模拟 ECG 脉冲(图 2-1),设备应达到 YY 10791—2008 中第 4.2.6 节要求的心率范围和精度要求。QRS 波振幅的范围($a_r + a_s$)从 0.5 mV 到 5 mV,QRS 波间期介于 70 ms 到 120 ms 之间(对于新生儿/小儿监护仪,则介于 40 ms 到 120 ms 之间)。设置为成人模式的监护仪不应对 QRS 波振幅小于或等于 0.15 mV 的信号或者间期小于或等于 10 ms 的 1 mV 的信号有响应。对于新生儿/小儿模式,监护仪允许响应上述两种信号中的任一种或者都响应。

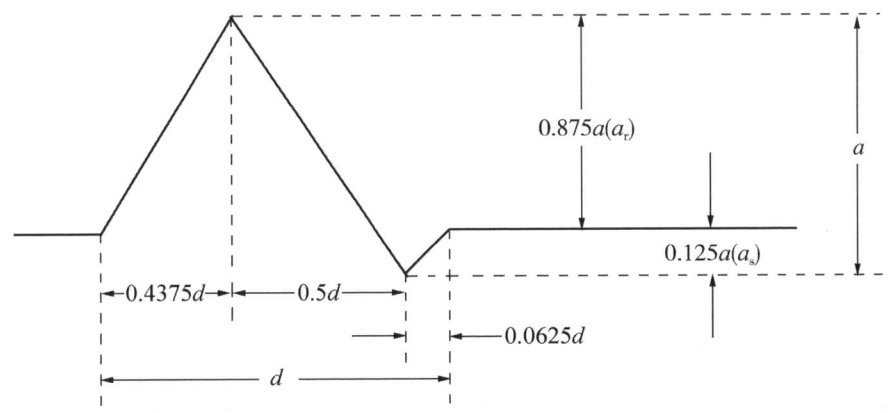

图 2-1 模拟心电 QRS 复合波的试验信号

2.2.2 对心率复律的要求

标准 IEC 60601-2-27:2011 第 201.12.101.14 节对心率复律的及时性提出了严格的要求。如果监护仪提供了作为心率复律器的同步脉冲,那么 R 波的波峰到同步脉冲输出起始的时间间隔必须不大于 35 ms。也就是说,系统识别到 R 波的延时必须不大于 35 ms。

YY 1079—2008 第 4.2.8.13 节也对心率复律的及时性提出了严格的要求,其要求与 IEC 60601-2-27:2011 保持一致。

2.3 IEC 60601-2-4/GB 9706.8 对心电算法的要求

标准 IEC 60601-2-4:2010 规定了心脏除颤器的基本安全和基本性能要求。GB 9706.8—2009 是国内现行的心脏除颤器安全专用要求,由于其等同采用 IEC 60601-2-4:2010 的标准,因此两者要求一致。根据 IEC 60601-2-4:2010 第 201.3.202 节的解释,所谓心脏除颤器,是指通过电极将电脉冲施加在患者皮肤(体外电极)或者暴露的心脏(体内电极),以使心脏节律正常化的医用电气设备。而自动体外除颤器(AED),在第 201.3.201 节中也有解释,是指由操作者启动,分析通过放置在胸部体表电极获得的心电图(ECG),识别可电击心脏节律,当检测到可电击节律时自行操作的除颤器。可见,要实现体外自动除颤功能,首先必须配备心率识别检测器。

2.3.1 对心律识别检测器的要求

标准 IEC 60601-2-4:2010 第 201.7.9.3.103 节要求,制造商在技术规格书中必须公布 ECG 数据库测试报告,该测试报告应描述记录方法、心律来源、心律选择基准,并且应提供评注方法和基准。

ECG 数据库测试报告应该清楚描述检测室颤(VF)的敏感度,以及那些针对室性心动过速(VT)所设计的识别方案检测 VT 的敏感度。对于那些针对某些类型 VT 所设计的识别方案,应包括指明 VT 为可电击节律要求的描述。还应公布识别方案的阳性预报精度、假阳性率和整体特异性。如果可以,建议进一步公布针对每一非可电击节律组合[如正常窦性心律、室上性心律(如房颤和房扑、心室异位、室性心律及停搏）]给出的识别方案的特异性。

IEC 60601-2-4:2010 并不指定具体的用于验证心律识别检测器的 ECG 数据库，只是对 ECG 数据库的内容提出了要求。制造商可以购买国际上被广泛认可的标准数据库，也可以采用自己的数据库。根据第 201.107 节的要求，确认心率识别性能的 ECG 数据库应至少包括：不同幅度的 VF 心律，不同频率和 QRS 波宽度的 VT 心律，各种窦性心律包括室上性心动过速、房颤和房扑、具有心室期外收缩（PVC）特征的窦性心律，停搏和起搏心律。所有心律应按被检测识别算法类似的心电导联方式和心电信号处理特性进行归类，且应有适当的长度以使检测系统能够做出判断。

描述心律识别检测器性能的参数有：特征性、真实预报价值、敏感度和假阳性率。心律识别检测器分类见表 2-1。

表 2-1 心律识别检测器分类

	VF 和 VT	全部其他心电节律
可电击	A	B
未电击	C	D

真阳性（A）是对可电击心律的正确分类。真阴性（D）是未电击显示所有心律的正确分类。假阳性（B）是将一个组合心律或融合心律或停搏不正确地分类为可电击心律。假阴性（C）是将一个与停搏相联系的 VF 或 VT 不正确地分类为非可电击心律。

可电击心率识别的敏感度表示为 $A/(A+C)$，真实预报价值表示为 $A/(A+B)$，非可电击心律识别特异性表示为 $D/(D+B)$，假阳性率表示为 $B/(D+B)$。

在无干扰（如由心肺复苏引起的）情况下，当最大幅度峰峰值为不低于 200 μV 时，VF 的识别方案的灵敏度应超过 90%，VT 的识别方案的敏感度应超过 75%。在正确分辨非可电击心律方面检测器的特性，无人为干预时应超过 95%。

2.3.2 对同步器的要求

根据 IEC 60601-2-4:2010 第 201.3.220 节的解释，所谓同步器，是指使

除颤器放电与心脏周期中特定相位同步的装置,并在第 201.104 节中对同步器提出了详细的要求。

从 QRS 波顶点或外部触发脉冲的上升沿到除颤器输出波形的顶点的最大时间延迟应为:

① 60 ms,当心电信号来自于应用部分或除颤器的信号输入部分;

② 25 ms,当同步触发信号(不是心电信号)来自信号输入部分。

也就是说,如果除颤器通过自身电极从患者身上采集心电信号,通过心律分析识别到其为可电击心律并通过硬件电路触发除颤电击,这一完整的过程延时必须小于 60 ms。如果除颤器通过接收外部信号来获取同步触发信号,例如通过与其连接的监护仪来获取 QRS 波中的 R 波信号,那么其通过硬件电路触发除颤电击的过程延时必须小于 25 ms。在前面 2.2.2 节中提过,IEC 60601-2-27 对心率复律延时要求必须小于 35 ms,加上硬件电路触发除颤电击的过程延时必须小于 25 ms,两者加起来正好是 60 ms,即系统自行采集心电信号并释放除颤电击的完整过程的延时必须小于 60 ms。

2.4 除颤系统主要框架

2.4.1 主要框架介绍

除颤系统的主要框架如图 2-2 所示。

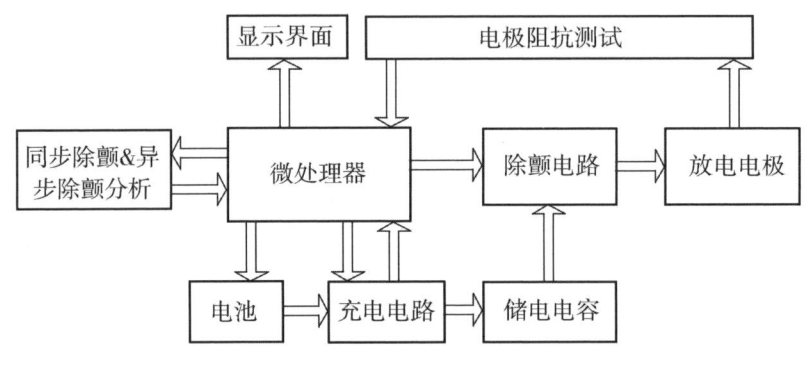

图 2-2 系统主要框架

同步除颤与异步除颤分析部分是整个系统的核心,同时由于主要是算法的研究，所以系统中一些硬件的部分用软件来模拟。

系统核心部分主要算法流程图如图2-3所示。

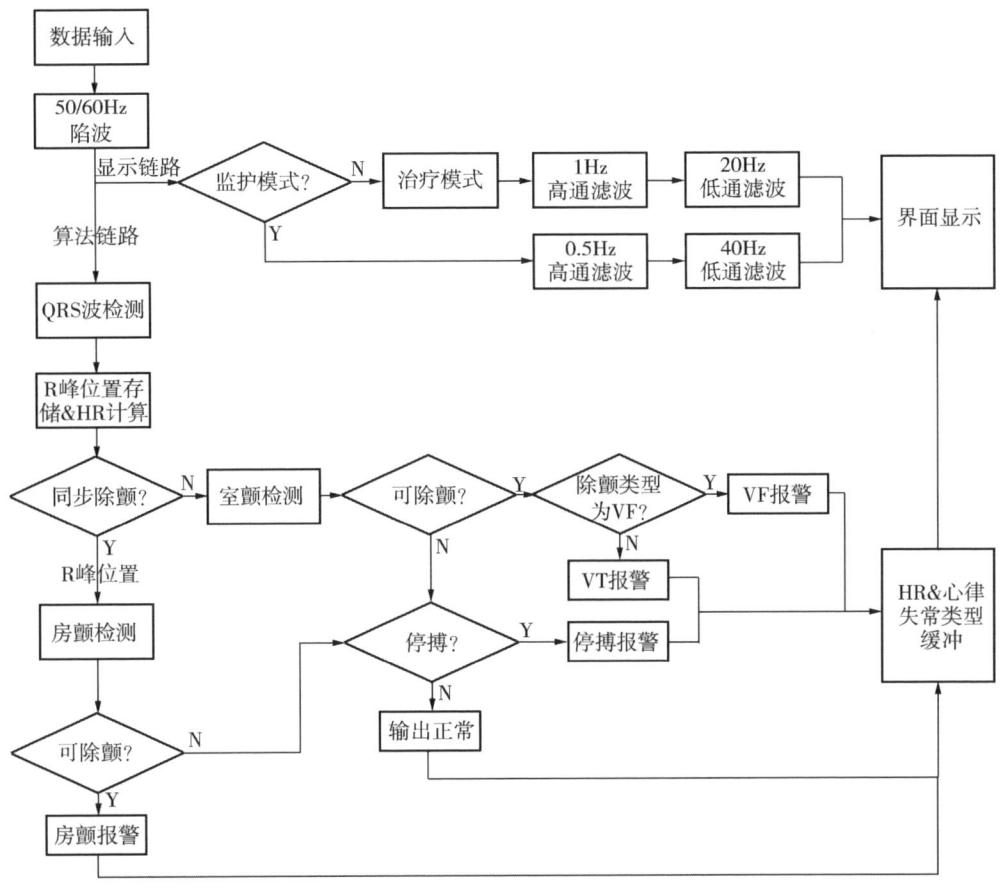

图2-3 系统核心部分主要算法流程图

注：HR是指心率。

采集的数据输入到系统，根据电路系统的工频频率值进行陷波处理后，一分为二：

①显示链路，数据经过处理后用于显示到屏幕上，主要的处理是根据不同滤波模式对数据进行带通滤波，然后输出到屏幕上，并且根据需要判断是否将数据存储到文件中。

②算法链路，数据经过QRS波检测和HR计算后，再根据除颤模式不同，进行室颤或房颤的检测，最后将检测结果输出到屏幕上，便于提示当前监护的

患者是否有房颤或室颤，抑或室速、停搏等严重心律失常情况，并且根据需要判断是否将结果存储到文件中。

整套除颤系统产品的研发过程，可分为心电数据采集、心电信号分析、人机交互、文件存储等几个部分，其中心电信号分析部分是本课题研究的重点。

2.4.2 同步除颤与异步除颤

1. 同步除颤

同步除颤主要用于监护有房颤的患者，在检测到房颤时，进行同步除颤，将心房复律。由于除颤时间有同步要求，即除颤时间不能超过 QRS 波波峰后 60 ms，因为 QRS 波波峰 60 ms 过后可能会由于心室复极而进入心脏易损期，此时若进行除颤操作，有可能令心脏进入紊乱状态，严重时甚至会引发室颤。所以在进行除颤前，需要进行 QRS 波检测，把 QRS 波波峰定位出来，并且检测延时不能超过 35 ms，然后将 QRS 波波峰标志位输入到除颤端，并根据软件界面输入的除颤能量，再进行同步除颤。

2. 异步除颤

异步除颤主要用于监护有可能患有室颤或室速心率室颤的患者，并且在发生这两种心律失常时，应及时进行异步除颤，对患者实施抢救。异步除颤最主要的是进行室颤和室速的检测，要求在患者发生室颤时，能在 10s 之内及时检测出来，并提示进行异步除颤操作。如果没有发现室颤或室速心律失常情况时，也会进行心脏停搏心律失常的检测，以免患者因存在其他恶性心脏疾病而引起心脏骤停，以便及时进行报警，抢救患者生命。

异步除颤是本课题研究最主要的部分，也是难点。

2.5 除颤系统软件功能介绍

本课题研究使用的系统软件为自主开发的一款名为 VFAnalysis 的软件平台。系统软件先加载数据，根据当前的除颤模式，判断当前数据是否为室颤/室速心律失常事件或者为房颤心律失常事件，并统计该心律失常事件持续的时间，同时在两种除颤模式下都会进行停搏心律失常事件的判断，因为停搏是最高级别的心律失常事件。整个软件的功能框图如图 2 – 4 所示。

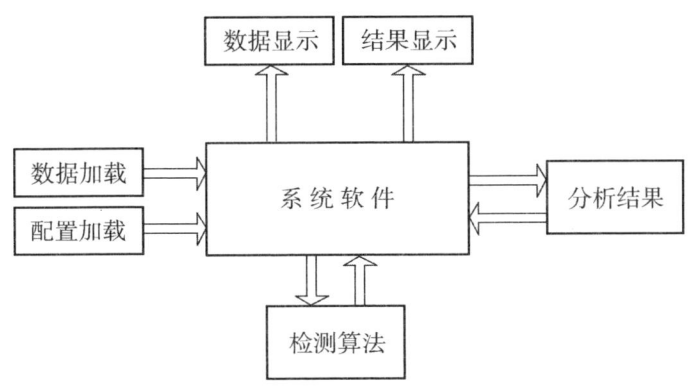

图 2-4 系统软件功能框图

系统软件基本的处理流程为：

（1）先加载数据和配置信息到系统软件中，等待软件调用算法进行分析，数据加载到软件中后，直接显示到软件的界面上；

（2）根据配置信息中的除颤模式，调用检测算法模块进行分析，算法分析完之后，将分析结果上传到系统软件中；

（3）系统软件将分析结果显示到界面上，并将分析结果存储到文件中，在需要时，也会将分析结果加载到软件中进行显示。

系统软件的主要功能模块包含以下四大块：

（1）患者接收，信息输入，除颤类型选择，室速/停搏阈值设置；

（2）患者数据实时显示，当前的心率、除颤类型、心律失常类型实时显示；

（3）患者的数据、心率、除颤类型、心律失常类型结果存储，便于后续再分析与核对；

（4）患者发生房颤/室颤/室速时，除颤能量输入，进行除颤操作；

系统软件的详细介绍请参考本书 4.3 节"数据库评测平台"。

3 除颤算法分析

3.1 信号预处理

3.1.1 噪声背景分析

ECG 信号通过人体体表采集得到,由于人体的特殊性,ECG 信号往往含有不同的其他信号,这些信号对 ECG 分析会造成干扰,所以一般也归类为噪声。根据噪声的来源不同,可以简单分类为以下几类:

(1)肌电噪声(图 3-1)。临床上的常见干扰,肌肉收缩会产生微伏极的电势,其幅值大约是心电波形峰值的 10%,持续时间大约为 50 ms,频率范围可以在 0~1000 Hz,覆盖整个心电的频率范围。一般由人体皮肤摩擦、患者运动或者紧张等因素引起。

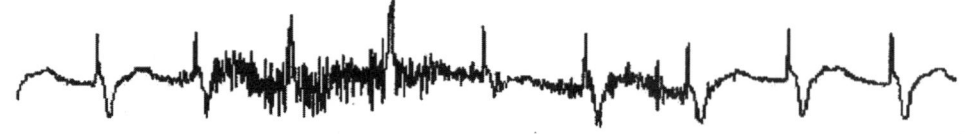

图 3-1 肌电噪声

(2)基线漂移(图 3-2)。一般由于人自身呼吸引起胸腔起伏而引入的周期性噪声,呼吸干扰引起的心电信号幅值变化可以达到 15%,频率在 0.15~0.3 Hz 之间。患者运动、电极片接触不良等也会造成基线漂移,频率一般低于 0.5 Hz。在监护仪对患者进行监护时,如果滤波模式为诊断模式,基线漂移噪声比较常见。

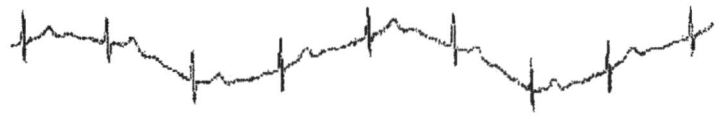

图 3-2 基线漂移

(3)工频干扰(图3-3)。由交流电系统引入的干扰,一般由用电设备接地不良,或者过于靠近用电电线引起,照明设备、各种电子仪器设备等都是这一类型的干扰源。该干扰的幅值最大可达到心电幅值峰值的50%,当前较为常见的工频干扰噪声频率为50 Hz和60 Hz。

还有干燥的肌肤、衣物、电极和患者导线彼此摩擦产生静电,这种静电放电也会产生一些干扰。

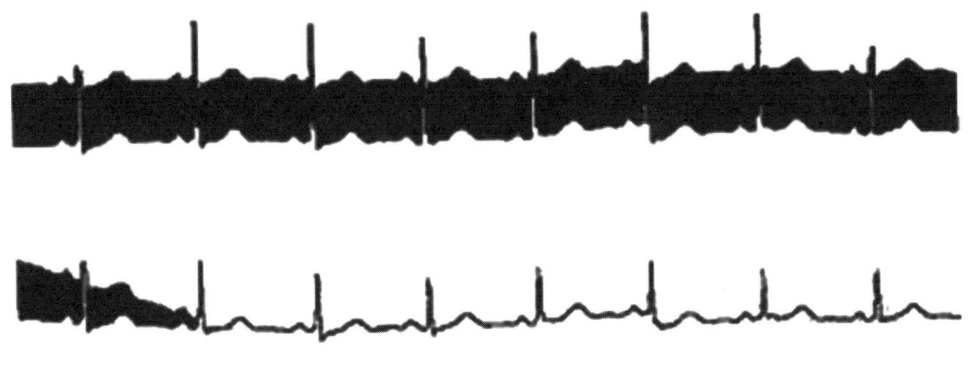

图3-3 工频干扰

(4)饱和噪声(图3-4)。由于采集系统一般会对采集的ECG信号范围做出一定的幅度限制,超过此限制的信号会被进行截顶操作,因此,如果信号超过此限制一定时间,会被认为信号饱和,进而被判为饱和噪声。这种噪声一般由于电极片粘贴不牢固,电极片上的硅胶与人体皮肤之间产生空隙,阻抗变大,信号传导失真引起。

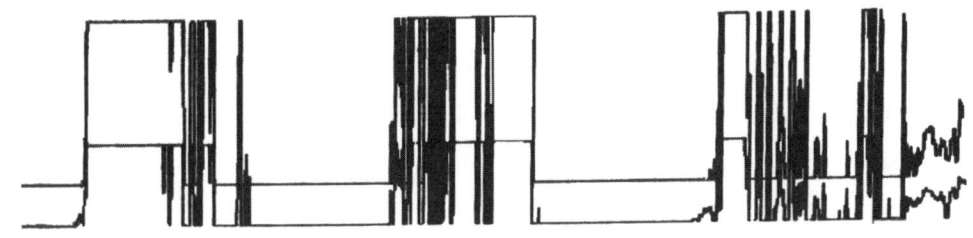

图3-4 饱和噪声

(5)其他噪声。如电极接触噪声,由电极和皮肤接触不良导致的干扰,可以认为是一个随机发生的快速基线改变(图3-5),这种改变可能只发生一次,产生一个阶跃干扰,也可能快速发生好几次。

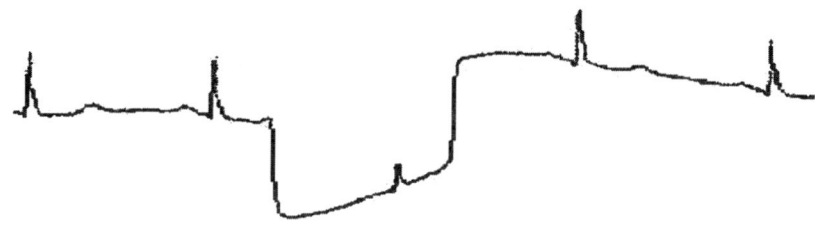

图 3-5　快速基线改变

这些噪声落在我们关注的频段内，且与心电信号有着相似的特征。为了从中提取出有用的信息，对原始的心电信号进行相关处理是首要工作。为了能正确分析 ECG 信号，在开始分析之前需要对这些噪声进行滤除，以免造成 QRS 波误检或漏检，进而造成心率虚高或虚低，也造成诸多心律失常误报警，对正常的心电监护造成困扰。

3.1.2　滤波器模式 FIR 与 IIR

系统预处理设计时，考虑了有限冲激响应（FIR）和无限冲激响应（IIR）两种滤波器模式。

（1）对于 FIR 滤波器而言，冲激响应在有限时间内衰减为零，其输出仅取决于当前和过去的输入信号值。有限说明其脉冲响应是有限的，具有线性相位的优点，所以，如果系统要求监护 S-T 段/Q-T 间期等要求线性相位的参数，会用到 FIR 滤波器，但这种滤波器延时较大。

（2）IIR 滤波器是无限冲激响应滤波器，冲激响应理论上会无限持续，其输出不仅取决于当前和过去的输入信号值，也取决于过去的信号输出值。这种滤波器具有非线性相位的特点，延时较小，基本可忽略。

设计同样参数的滤波器，FIR 模式比 IIR 模式需要更多的参数，这也就说明，要增加计算量和计算时间，对系统的中央处理器（CPU）性能要求较高，对实时性也有影响。

考虑到本系统对数据处理的 3 个功能（①对数据进行滤波后显示；②对 QRS 波进行 R 峰定位；③进行房颤/室颤/室速/停搏检测）都没有线性相位的要求，而且系统对延时有非常严格的要求，在数据采样率为 250 Hz 的情况下，滤波延时 1 个点就延时了 4 ms，而 FIR 滤波器在特定性能下，延时一般都在 10 个点以上，且其对 CPU 的性能要求较高。综合考虑，最后采用 IIR 模式来设计本系统的所有滤波器。

同时，在设计 IIR 滤波器时，在相同阶数下，对比了 3 种主流模拟滤波器模式的优缺点：

①巴特沃斯滤波器通带最平坦，但阻带下降慢；

②切比雪夫滤波器通带等纹波，阻带下降较快；

③椭圆滤波器通带等纹波（阻带平坦或等纹波），阻带下降最快。

由于在室颤检测时需要通带平坦，各个 QRS 波波峰幅度经过滤波后不被衰减过多，故最终采用巴特沃斯滤波器。

3.1.3 功能滤波器设计

本系统采用 MATLAB 软件进行低通滤波器、高通滤波器和陷波器的设计，主要是因为 MATLAB 软件的工具箱中已经有滤波器设计所需的基本工具，为一般的滤波器设计提供了极大的便利性。

打开 MATLAB 软件后，其界面如图 3-6 所示。主要包括命令窗口"command window"、历史窗口"command history"、变量窗口"workspace"和基本的操作菜单等。

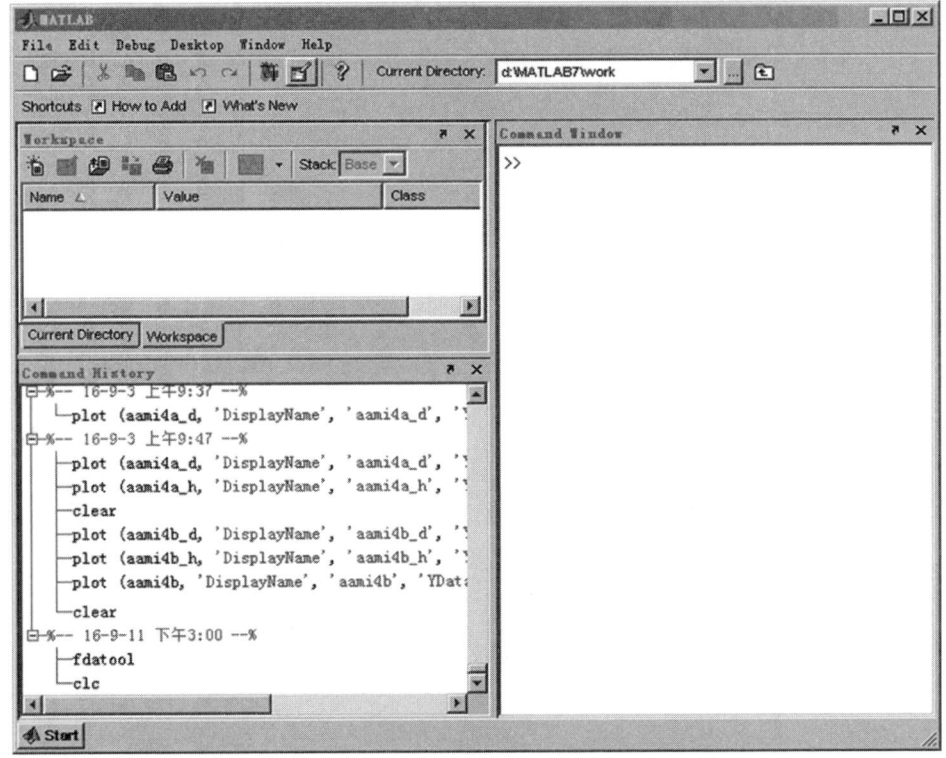

图 3-6　MATLAB 主界面图

设计滤波器时，采用 MATLAB 的滤波器设计的工具"Filter Design & Analysis Tool"，通过在命令窗口输入"fdatool"命令，然后回车可以调出这个工具，也可以通过"Start → Tool Boxes → Signal Processing → Filter Design & Analysis Tool (Fdatool)"调出。工具的窗口界面如图 3-7 所示。

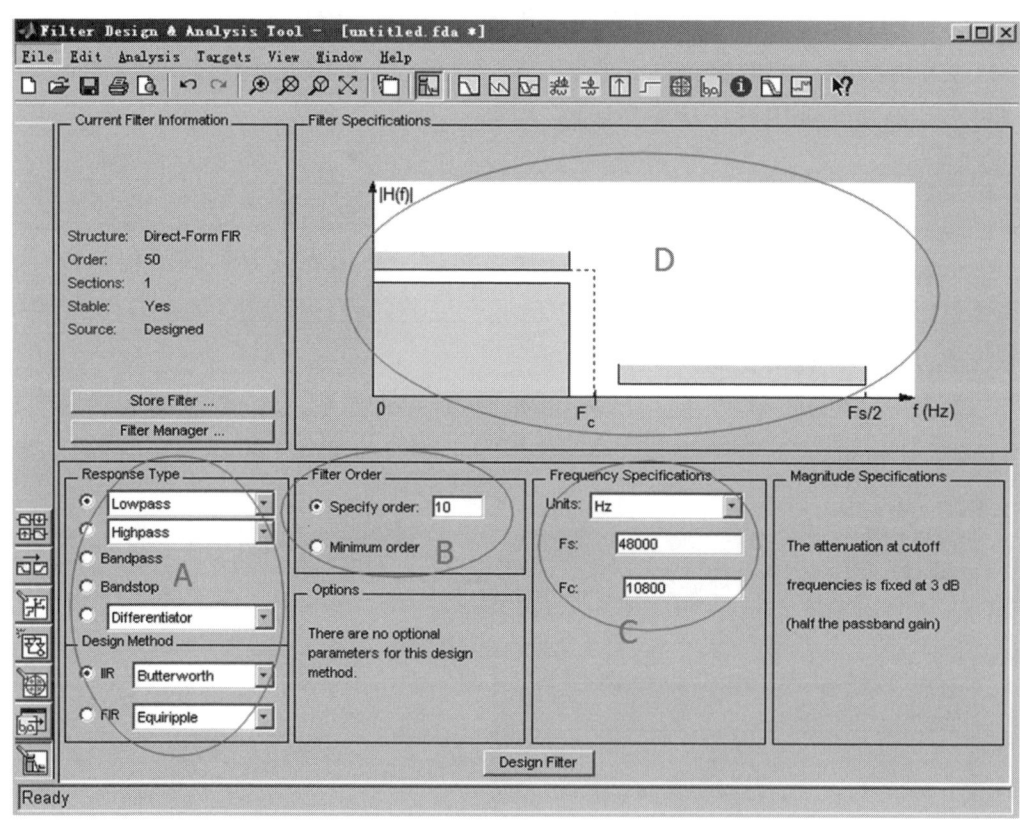

图 3-7 滤波器设计工具窗口

工具窗口主要分 4 块区域：

(1)区域 A 主要是选择滤波器的响应类型，由于选择了 IIR 滤波器的巴特沃斯模式，所以这个选项固定选"IIR Butterworth"，同时根据设计的滤波器是低通、高通或陷波，选择"Lowpass""Highpass"或"Bandstop"。

(2)区域 B 主要是设定滤波器阶数，可以选择固定阶数，然后输入阶数；或者选择最小阶数，由工具根据滤波器性能要求自行设计最小的阶数，这里选择固定阶数。

(3)区域 C 主要是设定滤波器的采样频率(Fs)和截止频率(Fc)，由于数据的采样频率都是 250 Hz，所以采样频率固定设置为 250 Hz，截止频率根据所设计的滤波器是高通、低通或陷波，输入不同的频率。

（4）区域 D 是设计出来的滤波器的幅频响应曲线，通过该曲线可以检查设计的滤波器是否满足要求，并可以通过放大操作获得 -3dB 处对应的截止频率是否为输入的截止频率。

全部设置完之后，点击"Design Filter"即可生成所需的滤波器，通过区域 D 就可以看到滤波器的幅频响应曲线，然后通过"File→Export…"操作，可以选择将滤波器系数导出到 MATLAB 的变量窗口中，如图 3-8 所示。

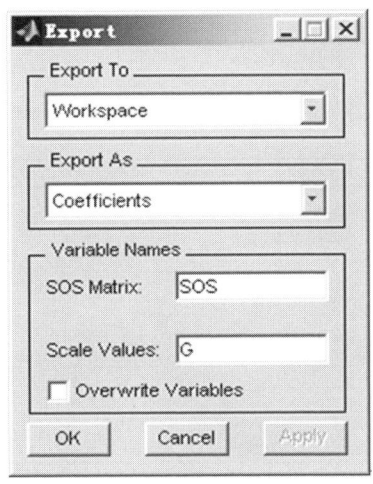

图 3-8 滤波系数导出

点击"OK"即可将系数导出到变量窗口中，最后通过在 MATLAB 的命令窗口输入"[b, a] = sos2tf(SOS, G)"命令，即可得到滤波器系数矩阵 a 和 b。

本系统中所需的全部滤波器特性参数如表 3-1 所示。

表 3-1 本系统中所需的全部滤波器特性参数

滤波器类型	阶数	采样频率/Hz	截止频率/Hz	-3dB 对应频率/Hz	用 途
高通 0.5 Hz	2	250	0.5	0.5	显示时去基线漂移
高通 1 Hz	2	250	1	1	显示时去基线漂移
高通 2.5 Hz	2	250	2.5	2.5	QRS 波检测去基线漂移
低通 20 Hz	2	250	20	20	显示时去高频干扰

续表 3-1

滤波器类型	阶数	采样频率/Hz	截止频率/Hz	-3dB 对应频率/Hz	用 途
低通 40 Hz	2	250	40	40	显示时去高频干扰
低通 55 Hz	2	250	55	55	QRS 波检测去高频干扰
陷波 50 Hz	2	250	48,52	48,52	去工频干扰(50 Hz)
陷波 60 Hz	2	250	58,62	58,62	去工频干扰(60 Hz)

由于采样频率的原因，滤波器实际实现时，-3dB 对应的频率不一定在截止频率点处，可能在截止频率的附近。

各个滤波器对应的幅频特性曲线如图 3-9～图 3-16 所示。

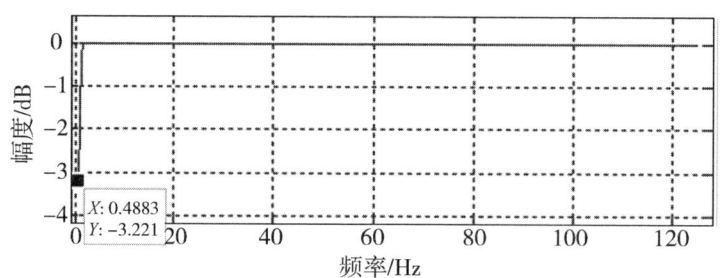

图 3-9　0.5 Hz 高通幅频特性曲线

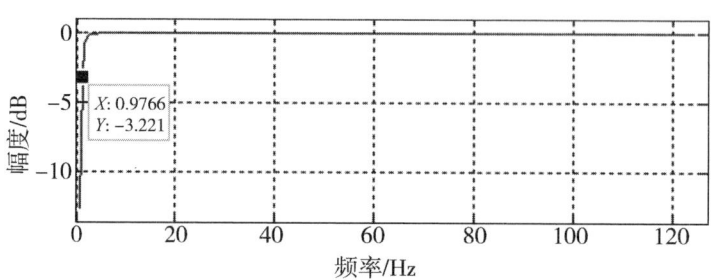

图 3-10　1 Hz 高通幅频特性曲线

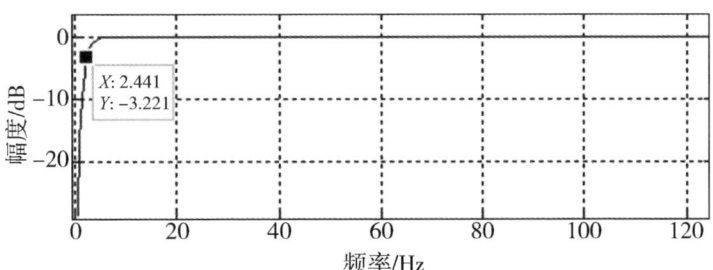

图 3-11　2.5 Hz 高通幅频特性曲线

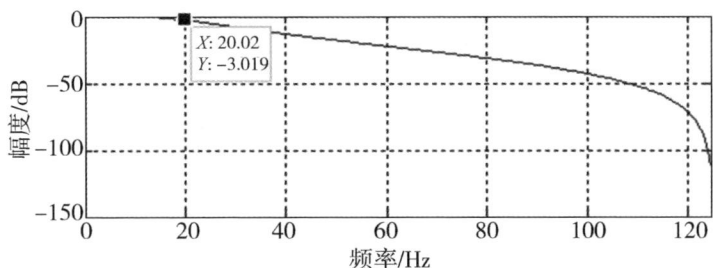

图 3-12　20 Hz 低通幅频特性曲线

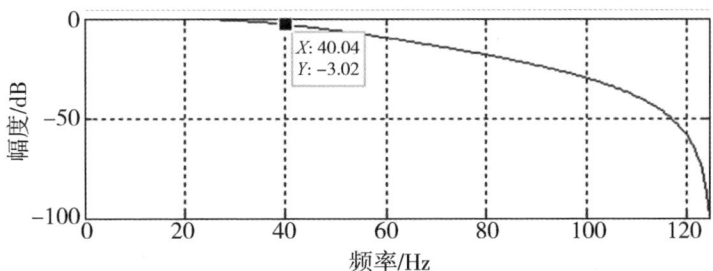

图 3-13　40 Hz 低通幅频特性曲线

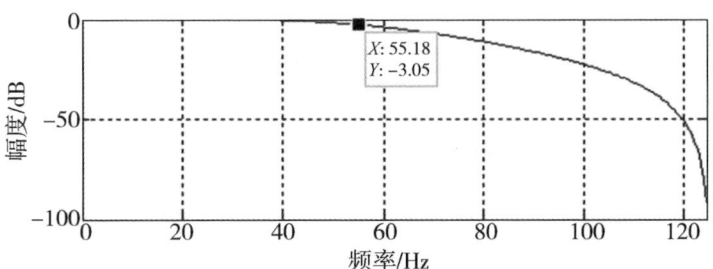

图 3-14　55 Hz 低通幅频特性曲线

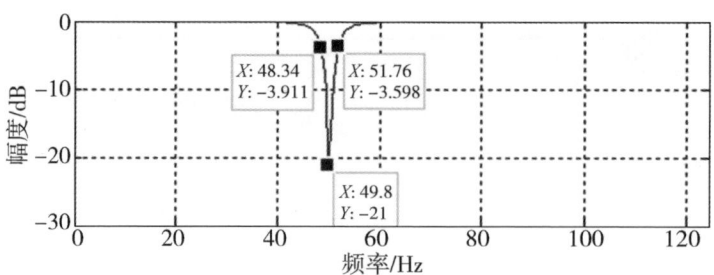

图 3-15　50 Hz 陷波幅频特性曲线

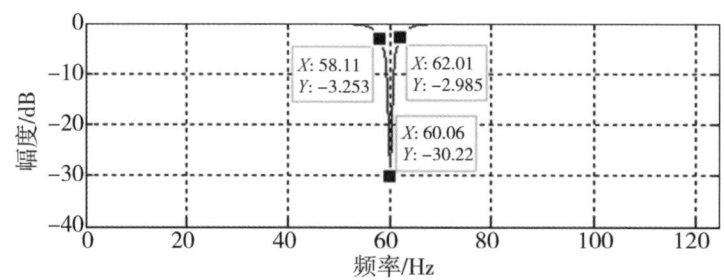

图 3-16　60 Hz 陷波幅频特性曲线

由图 3-15 和图 3-16 可知，陷波器在 50 Hz 的衰减幅度约为 -21dB，在 60 Hz 的衰减幅度约为 -30dB。

3.1.4　滤波效果

系统所使用的滤波器的实际效果，将直接影响系统的两个关键指标：同步除颤的 R 波检测延时，以及同步除颤/异步除颤不受基线漂移与高频噪声的影响。所以要从这两个方面验证滤波器是否满足系统的性能要求。不过用于显示的滤波器不作延时指标的要求，只要求达到衰减指标即可。

各个滤波器的理论性能效果图如图 3-17～图 3-24 所示（图中蓝色表示原始输入数据，红色表示经过滤波器滤波后的输出数据）。

50Hz 陷波滤波效果图（图 3-17），输入为 50 Hz 正弦波，大约在 400 ms 之后能稳定滤除 50 Hz 工频干扰及其谐波。

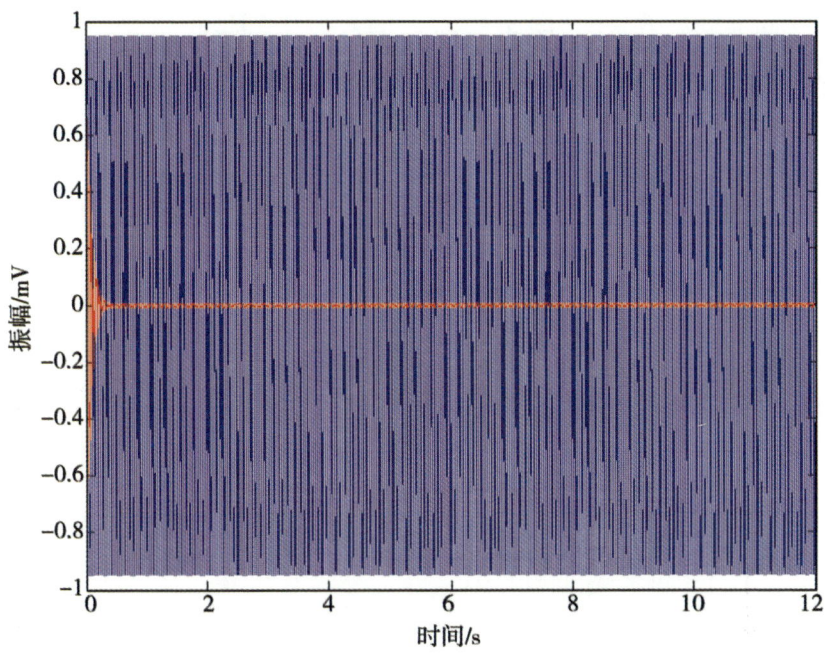

图 3-17 50 Hz 陷波滤波效果

60 Hz 陷波滤波效果图(图 3-18),输入为 60 Hz 正弦波,大约在 320 ms 之后能稳定滤除 60 Hz 工频干扰及其谐波。

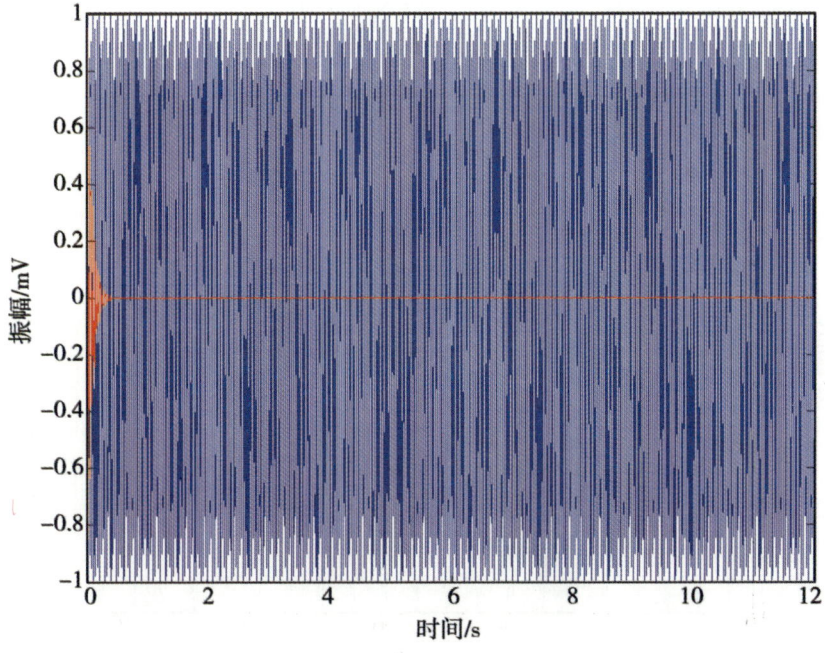

图 3-18 60 Hz 陷波滤波效果

0.5Hz 高通滤波效果图(图3-19),输入为0.5Hz 正弦波,衰减幅度约为 0.707 倍,接近 -3dB 点。由于是用于显示,因此没有延时要求。

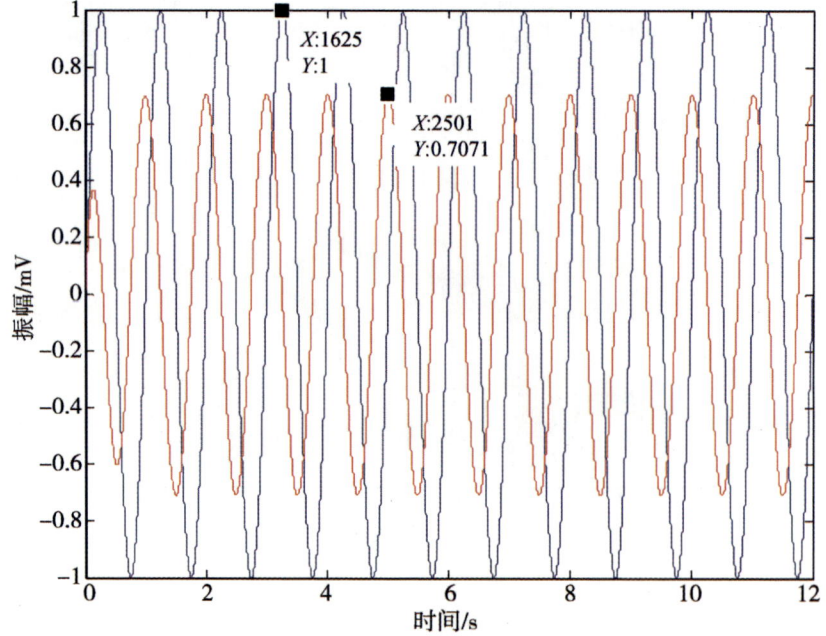

图 3-19 0.5Hz 高通滤波效果

1Hz 高通滤波效果图(图3-20),输入为1Hz 正弦波,衰减幅度约为0.707 倍,接近 -3dB 点。由于是用于显示,因此没有延时要求。

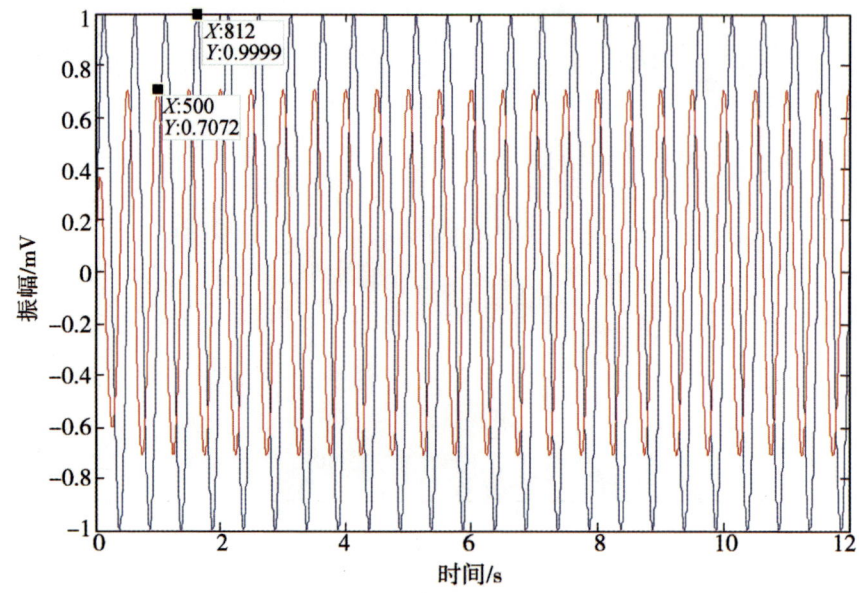

图 3-20 1Hz 高通滤波效果

20 Hz 低通滤波效果图(图 3-21),输入为 20 Hz 正弦波,衰减幅度约为 0.707 倍,接近 -3dB 点。由于是用于显示,因此没有延时要求。

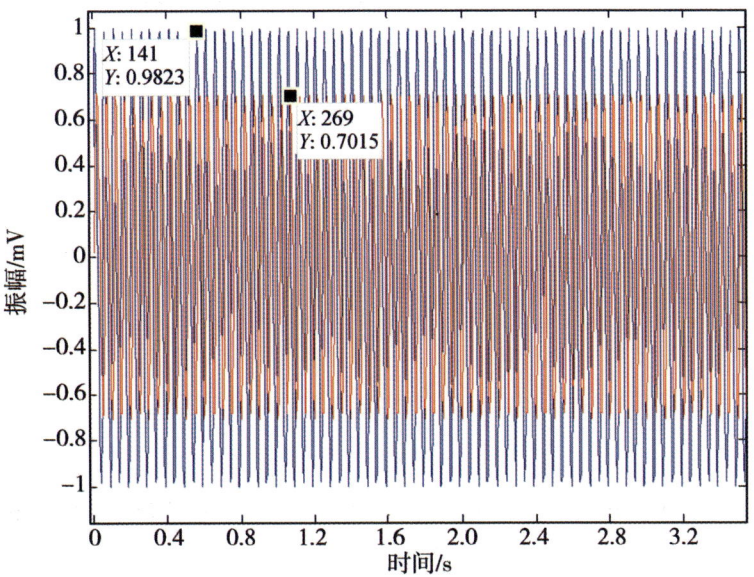

图 3-21　20 Hz 低通滤波效果

40 Hz 低通滤波效果图(图 3-22),输入为 40 Hz 正弦波,衰减幅度约为 0.707 倍,接近 -3dB 点。由于是用于显示,因此没有延时要求。

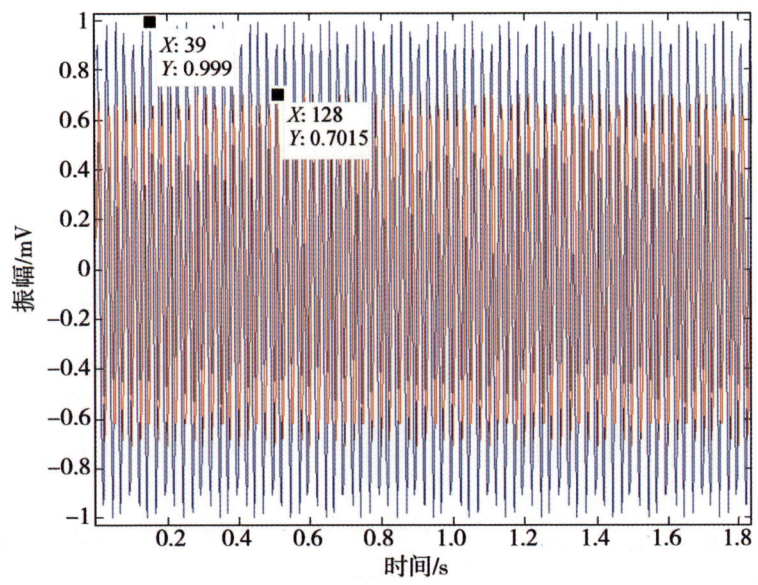

图 3-22　40 Hz 低通滤波效果

2.5 Hz 高通滤波效果图(图 3-23),输入为 2.5 Hz 正弦波,衰减幅度约为 0.707 倍,接近 -3dB 点,无延时。

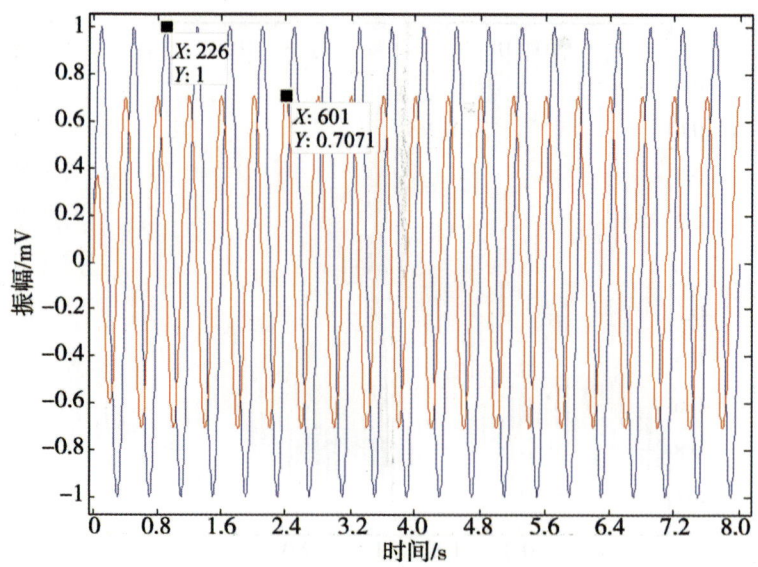

图 3-23　2.5 Hz 高通滤波效果

55 Hz 低通滤波效果图(图 3-24),输入为 55 Hz 正弦波,衰减幅度约为 0.707 倍,接近 -3dB 点,延时 1 个点,在采样率为 250 Hz 时,延时 4 ms。

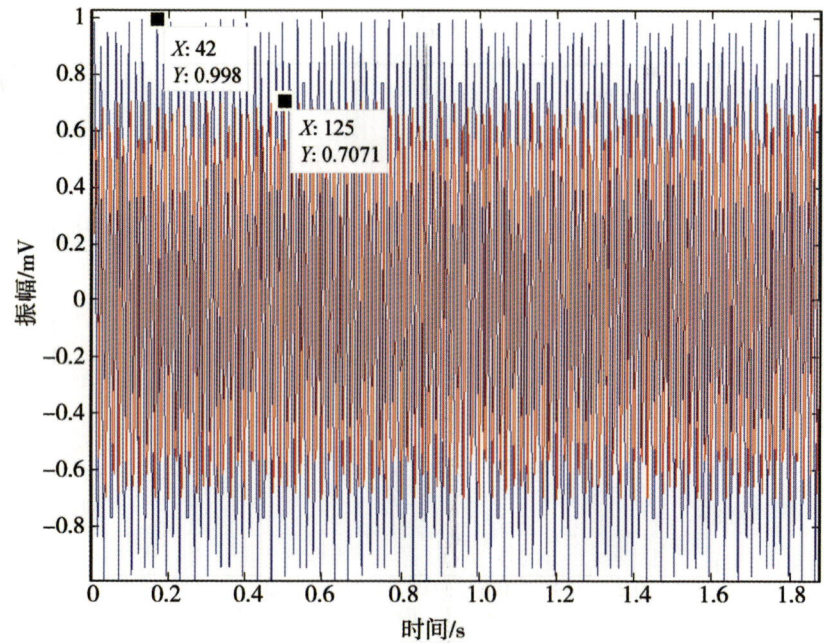

图 3-24　55 Hz 低通滤波效果

滤波器用于含有噪声的 ECG 的滤波效果如图 3-25 所示，原始数据基线在等电位线（对应纵坐标的 0 刻度）以下，监护模式为经过 0.5 Hz 高通和 40 Hz 低通滤波后的数据，治疗模式为经过 1 Hz 高通和 20 Hz 低通滤波后的数据。

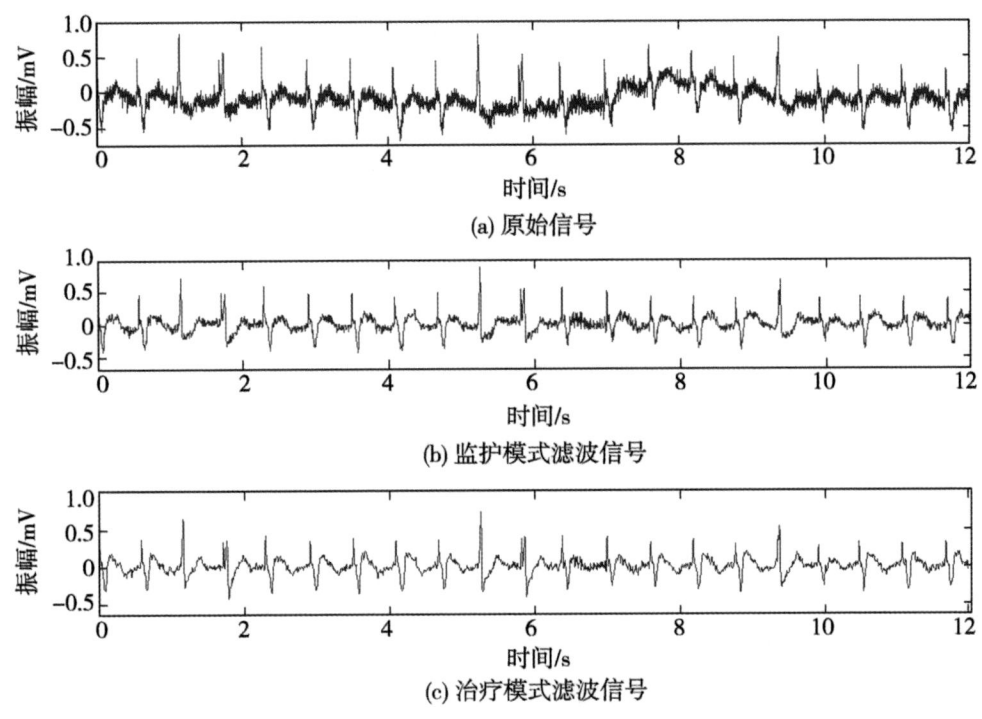

图 3-25 监护模式与治疗模式滤波效果

由图 3-25a 可知，该 ECG 信号中混合了两种噪声，一种是频率成分较高的高斯白噪声（肌电噪声），还有一种是频率较低的基线漂移干扰，这也是在临床中经常会遇到的干扰组合。经过监护模式滤波后，基线漂移干扰基本被滤除，高斯白噪声由于频率范围较广，所以只滤除了频率成分高于 40Hz 的部分；不过从抑制效果看，高斯白噪声基本被抑制了 1 倍以上。治疗模式由于带宽比监护模式窄，所以滤波效果比监护模式要好些，高斯白噪声基本得到抑制，基线漂移也基本被滤除；不过也由于带宽窄，QRS 波被抑制的幅度比监护模式大。

3.2 QRS 波检测与 HR 计算

3.2.1 QRS 波检测方法介绍

QRS 波检测是 ECG 研究最重要、最基础的部分，通常也是最先开始的部分。所以，对 QRS 波检测的研究方法有很多，有小波变换、移动窗口积分、模式识别、斜率（差分）等。即使是同一种方法，如模式识别，也会有很多研究分支。

1. 小波变换

该法用于 QRS 波检测的主要思想是，先选取小波基，并用小波基对 ECG 信号作 4~6 层的分解，由于分解出的每层信号的频率带宽不同，频率成分较低的基线漂移干扰、P 波和 T 波位于低层，频率成分较高的肌电噪声位于高层，相当于已经将信号过了带通滤波。而 QRS 波群由于频率成分适中，因此一般位于第 2 或第 3 层，相当于是将 QRS 波群凸显出来，然后再在这一层通过小波变换与信号奇异点之间的固定对应关系，检测出 QRS 波群。同时，每一层的变换都是在上一层已经完成变换的基础上进行的，所以需要先缓存数据才能对数据进行小波变换，也就意味着会有延时，而且由于小波变换一般需要缓存的数据量较大，因此延时也较大。小波变换中一个比较简单的小波函数就是 Haar 小波，它是一个正交小波，函数如下：

$$h(n) = \begin{cases} 1 & n \in [0, 0.5) \\ -1 & n \in [0.5, 1) \\ 0 & n \in (\infty, 0) \cup [1, +\infty) \end{cases} \quad (3-1)$$

其中，n 表示参与 Haar 小波函数计算的心电参数。

2. 移动窗口积分

该法用于 QRS 波检测的主要思想与小波变换大同小异，也是先将除 QRS 波群以外的其他波形成分尽量滤除，然后通过积分的方式将 QRS 波凸显出来，最后通过积分后信号与信号奇异点之间的固定对应关系检测出 QRS 波。由于这种方法要建立时间窗，缓存时间窗内的数据，再做差分、积分运算，会有固定的延时（具体延时与时间窗选取有关）。计算公式如下：

$$y(nT) = \frac{x(nT-(N-1)T) + x(nT-(N-2)T) + \cdots + x(nT)}{N} \quad (3-2)$$

其中，N 为采样点数；T 为采样点周期；$y(nT)$ 为积分数据；$x(nT)$ 为平方数据。

3. 模式识别

该法用于 QRS 波检测的主要思想是，先学习一小段 ECG 信号，建立起当前信号的基本模板，然后再用这个模板去不断匹配当前信号的信号峰，并且不断通过迭代的方式去优化模板，使模板能够很好地匹配当前的 QRS 波峰，将 QRS 波峰定位出来。具体实现时，通过计算当前的波峰与已建立的 QRS 波模板之间的相关系数。判断是否为一个新的 QRS 波，计算公式如下：

$$r = \frac{\sum_{i=1}^{n}(x_i - \bar{x})(y_i - \bar{y})}{\sqrt{\sum_{i=1}^{n}(x_i - \bar{x})^2 \sum_{i=1}^{n}(y_i - \bar{y})^2}} \quad (3-3)$$

其中，r 为相关系数；x_i 为当前待判断的波峰；y_i 为已建立的 QRS 波模板；n 为长度。$r<0$ 表示负相关，$r>0$ 表示正相关。

4. 斜率(差分)法

该法用于 QRS 波检测的主要依据是 ECG 信号中 QRS 波峰的斜率最大，且一般正常的 ECG 信号中 QRS 波峰的斜率为其他波形斜率的好几倍，甚至几十倍，所以通过这种方法能够定位出 QRS 波峰。因为这种方法是通过实时计算当前 ECG 信号的斜率值，然后再判断是否满足一定的阈值要求来定位 QRS 波峰的，所以延时较低，也较简单。一般计算公式如下：

$$y(n) = x(n) - x(n-N) \quad (3-4)$$

其中，$y(n)$ 为计算得到的差分值(斜率)；$x(n)$ 为输入的心电信号值；N 为差分的间隔点数。

考虑到系统的延时要求，所以小波变换和移动窗口积分两种方法不能采用；考虑到系统最终会用于小型嵌入式设备中，CPU 性能有限，而模式识别需要不断地迭代当前建立的信号峰模板，需要的资源较多，所以也不能采用。综合考虑，斜率的方法延时较低，满足时间上的要求，同时较易实现，能较好地应用到小型的嵌入式设备中，所以最终采用斜率的检测方法来进行 QRS 波检测。

3.2.2 QRS 波的斜率检测方法

由本书 1.1.1 节可知，一个心搏中，QRS 波群的变化最快，可以达到 400

mV/s，也即斜率在整个心搏中最大；同时，QRS 波一般也是幅度最大的波。

本课题研究就是借助 QRS 波群的这个特点，把 QRS 波群快速定位出来。所以，QRS 波检测的主要工作就是，要找到一个可以根据当前各个波形的斜率信息动态调节的斜率阈值，然后再根据这个斜率阈值把 QRS 波和其他波区分开。

检测方法实现流程如图 3-26 所示，具体操作如下：

（1）找出 QRS 波的斜率信息与其他波形斜率信息的差异。

（2）根据这个差异，指定能区分 QRS 波和其他波形的斜率阈值。

（3）根据斜率阈值，不断检测当前信号中是否有 QRS 波；若有，则再用 QRS 波斜率信息动态更新斜率阈值。

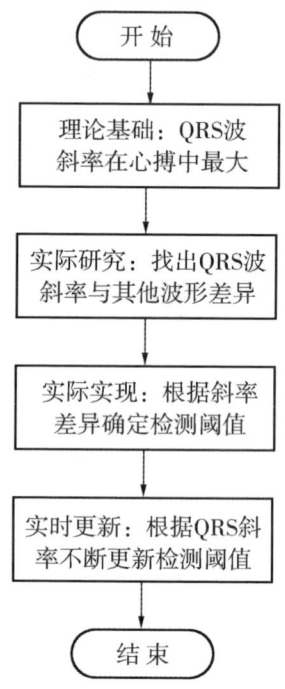

图 3-26　根据斜率确定 QRS 波的实现流程图

由于斜率阈值处于不断的动态更新中，因此能够实时适应当前的输入信号。

由美国麻省理工学院提供的可用于心电检测开发使用的 MIT-BIM 心电数据库中，有专家对 QRS 波位置做的标注，借助这些标注，可以知道 QRS 波群的位置与类型，然后可以研究 QRS 波与 ECG 中其他波的斜率差异情况。下面通过图 3-27～图 3-29 几例数据可以看出 QRS 波与其他波的斜率差异。

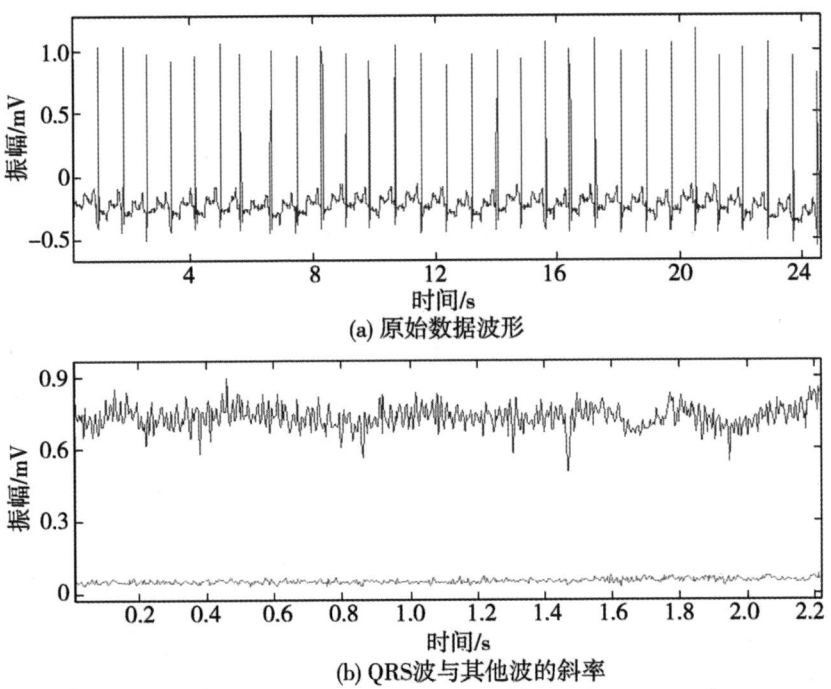

图 3-27　t100 例数据的 QRS 波与其他波的斜率差异

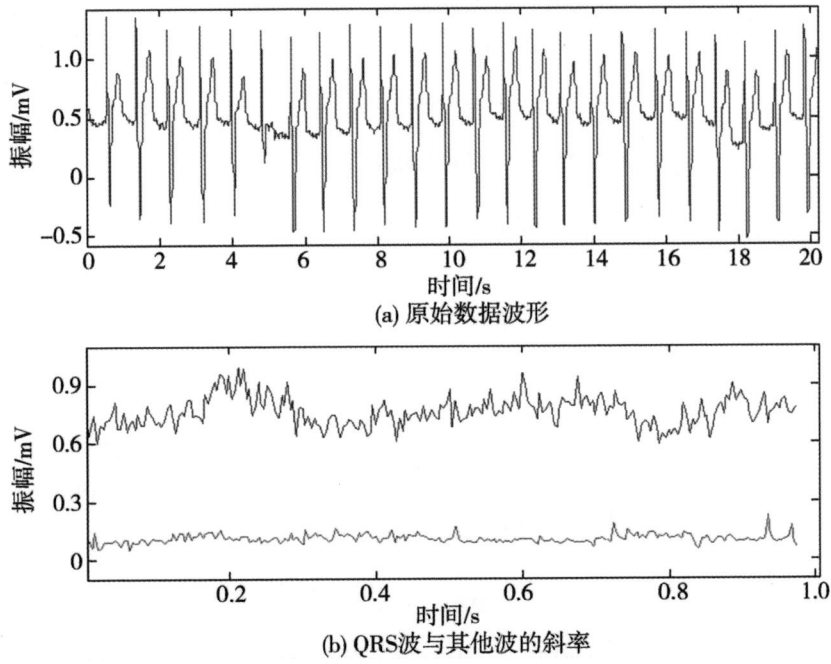

图 3-28　t217 例数据的 QRS 波与其他波的斜率差异

t100 这例数据为 MIT-BIM 数据库的第一例数据，基本为正常心搏，干扰较少。其中蓝色表示 QRS 波的最大斜率，绿色表示其他波（如 P 波与 T 波）的最大斜率。可以看出，在心搏中，QRS 波群的斜率比其他波形的斜率要大很多。

t217 这例数据是起搏（pace）数据，虽然其 T 波幅度约为 QRS 波幅度的 0.4 倍，但是其斜率仍然与 QRS 波的最大斜率差异较大。

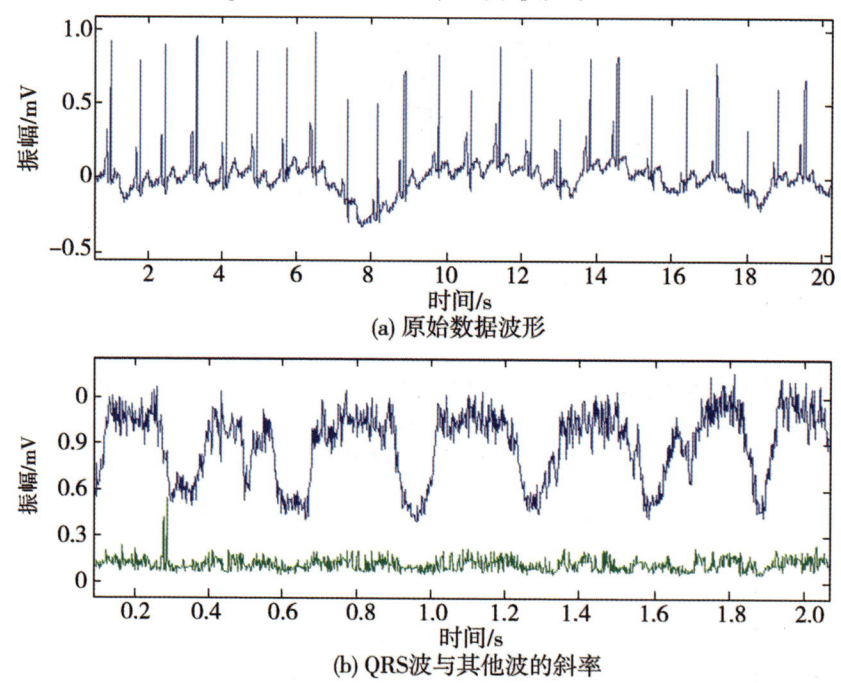

图 3-29　t222 例数据的 QRS 波与其他波的斜率差异

t222 这例数据是多处含有高频噪声和伪差干扰的心房异位心律信号（高 P），但是从图 3-29 可看出，QRS 波的最大斜率仍比其他波形斜率要大，所以仍可以通过斜率定位出 QRS 波的位置信息。

根据上面对心搏中各个波形的斜率信息对比，本研究采用图 3-30 所示的策略检测 QRS 波群。

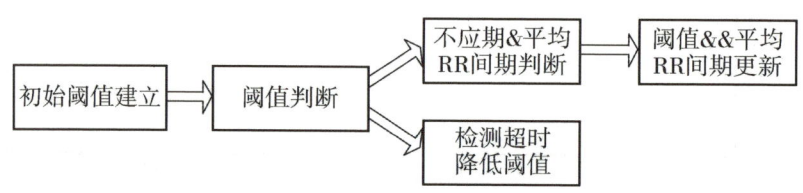

图 3-30　QRS 波群检测策略

QRS 波检测时，主要分为 5 步：

(1) 根据输入的数据的斜率信息建立初始检测阈值；

(2) 用初始的检测阈值不断去判断当前波形是否为 QRS 波；

(3) 如果当前波形满足阈值要求，再判断是否满足不应期和平均 RR 间期要求；

(4) 如果满足，认为当前定位到 QRS 波，然后更新检测阈值和平均 RR 间期；

(5) 如果不满足阈值要求，为了防止阈值过大导致的 QRS 波漏检，则需要判断是否已检测超时，若超时则需要降低检测阈值，防止继续漏检 QRS 波。

从上面的检测流程可以看出，通过第一步的阈值判断，可以把所有满足阈值要求的信号峰全部检测出来，包括可能的 QRS 波、高 T 和尖峰噪声；再通过不应期要求（根据心脏跳动的规律，每次跳动和上次跳动会有最低时间间隔，这个间隔就是不应期，反映到心电图上，就是当前 QRS 波和上个 QRS 波的最低时间间隔，这个时间间隔为 168ms），可以排除部分高 T 干扰和尖峰干扰；然后通过平均 RR 间期判断，再把余下的高 T 干扰和尖峰干扰排除掉，最大限度保证当前检测到的信号峰就是 QRS 波。

但应注意，有时 QRS 波幅度可能会因患者心脏病变等原因而突然增大，保持一小段时间后才恢复到之前的 QRS 波幅度（图 3-31），又或者由于干扰，且

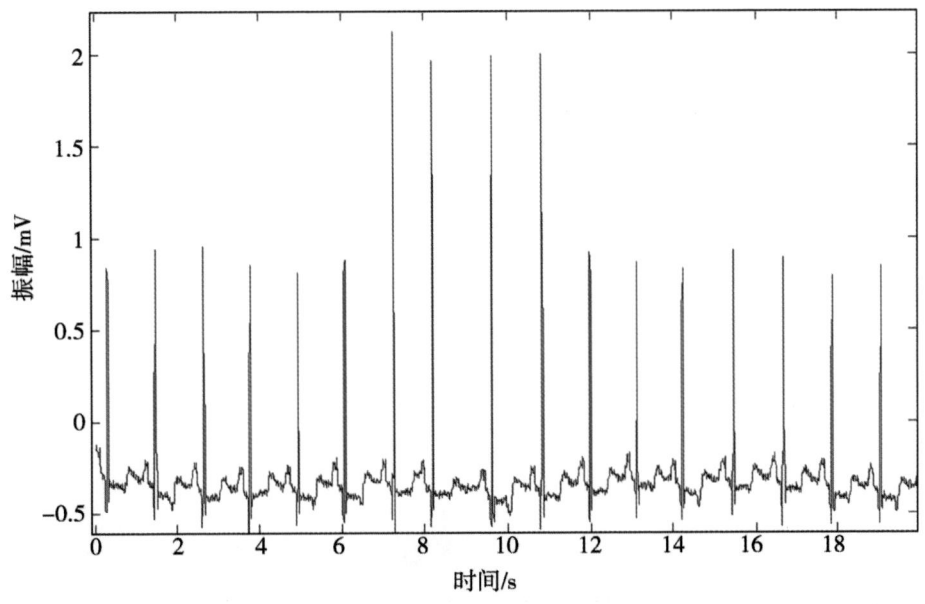

图 3-31 QRS 波幅度突然增大

干扰峰幅度较大、斜率较陡,被误检为 QRS 波,造成 QRS 波检测阈值被更新为较大阈值,进而导致后续的正常 QRS 波被漏检。为了防止出现过多的 QRS 波漏检,增加了"检测超时降低阈值"过程,在判断出已经超过 1.8 倍平均 RR 间期没有检测到 QRS 波时,会降低检测阈值为原来的一半,从而防止更多的 QRS 波漏检。

上面检测策略的详细流程图如图 3-32 所示。

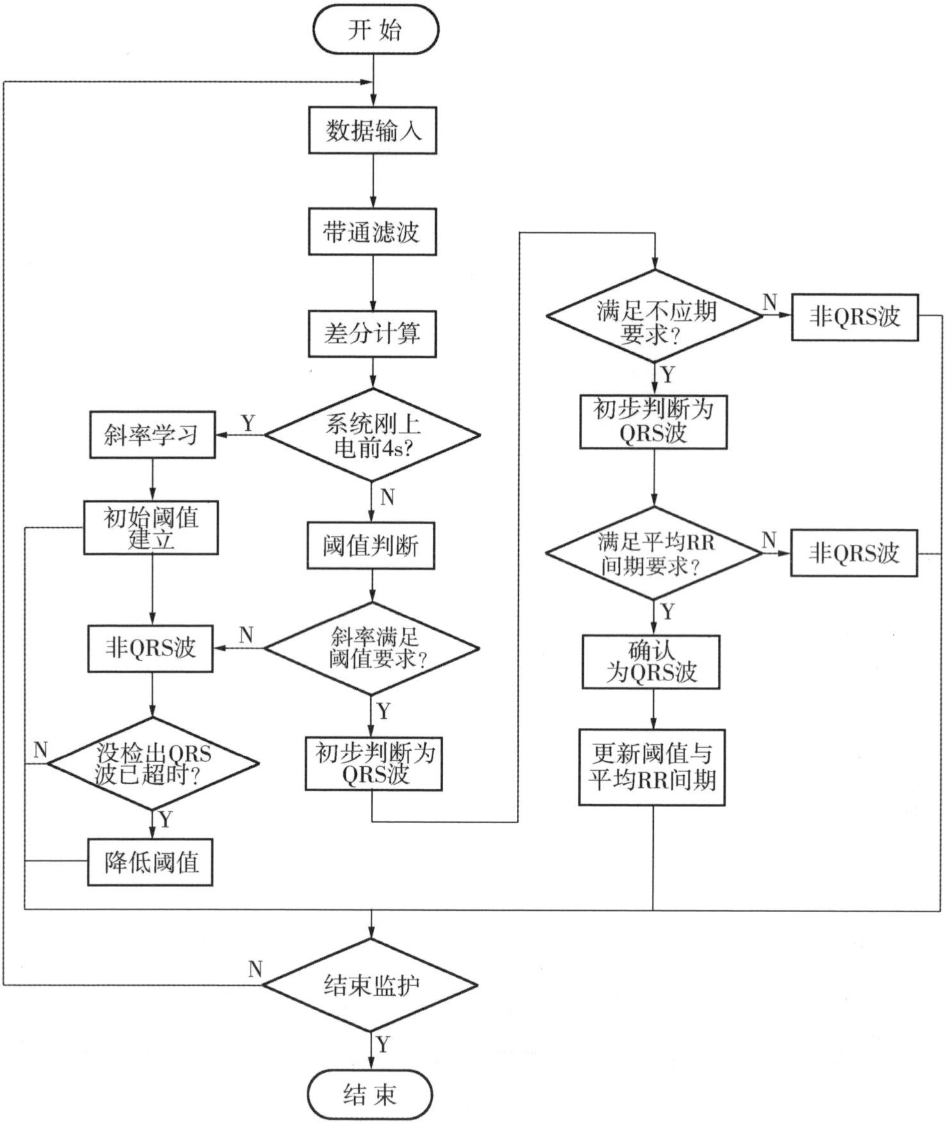

图 3-32　QRS 波检测方法流程图

具体实现时，要注意以下几个关键点：

(1) 带通滤波。输入数据由于只经过陷波，可能还包括基线漂移等低频干扰，也可能包括肌电噪声等中高频干扰。为了防止这些噪声对检测造成干扰，输入数据应先经过带通滤波。同时由于 QRS 波和 P 波、T 波频率成分的差异，检测的目的也主要是对 QRS 波进行定位，不进行类似于 S-T 段、Q-T 间期等参数的监护，以及有检测延时的要求，所以高通滤波选取 2.5 Hz 的 2 阶 IIR 滤波器，低通滤波选择 55 Hz 的 2 阶 IIR 滤波器。

(2) 差分计算。差分计算采用 3 点差分，1 点或 2 点差分过于灵敏，对宽度较窄的尖峰干扰可能会造成误检，大于 3 点的差分可能会导致延时过大。

(3) 初始阈值建立。检测系统固定采用前面的 4s 数据建立初始斜率阈值，主要采用 4s 内最大差分值作为初始阈值的建立阈值。

(4) 阈值判断。QRS 波检测时，如果当前差分值大于阈值的 0.6 倍，认为满足阈值要求。

(5) 阈值与平均 RR 间期更新。采用最近 8 个 QRS 波的差分值和 RR 间期更新阈值和平均 RR 间期，防止单个误检或单个心搏异常对阈值或平均 RR 间期造成影响，导致更新阈值过大。

3.2.3　HR 计算

由 QRS 波检测模块定位出 QRS 波群后，即可根据相邻 QRS 波的位置推算出 RR 间期，再根据最近的 RR 间期算出心率(HR)，具体计算流程如图 3-33 所示。

因为是采用最近 8 个 RR 间期来计算当前 HR，所以可以实时地反映出当前真实的心率快慢情况，也可以避免偶然的单个误检或漏检导致 HR 突然升高或降低，具有一定的稳定性。同时，如果患者心率确实发生了变化，这种计算方法也可以在 8 个 RR 间期内快速、完全地体现出患者的变化心率。

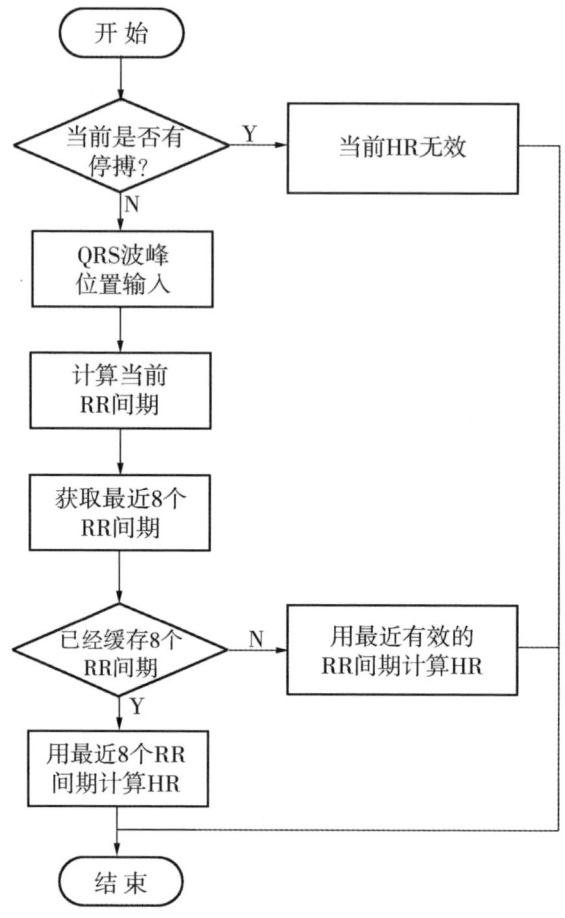

图 3-33　HR 计算流程图

3.3　同步除颤检测算法

3.3.1　房颤检测方法介绍

判断发生房颤的两个最基本、最主要的条件是：RR 间期不规则，没有 P 波。当前房颤检测的主流算法也基本是先通过这两个条件进行判断，再给出综合后的房颤结果。例如，GE Holter 系统采用软件和硬件结合的方法检测，通过 P 波检测和识别 RR 间期的向同性和/或类型的前后关系，再采用隐马尔科夫模型综合判断是否有房颤发生。在实际的随机临床中,这套系统的阳性预测度可达96%[9]。

由于系统需要在小型嵌入式设备中集成,系统的微处理器可能性能不高,同时 P 波检测一般需要的运算量较大,且容易受到干扰,造成误检和漏检,从而引起房颤的误判或漏判。综合考虑,本系统采用 RR 间期不规则的方法进行房颤检测。在这方面,已有不少人进行了相关的研究并取得了一定的成果。例如,上海理工大学的陆宏伟,根据正常窦性心律的 RR 间期与房颤的 RR 间期的概率密度函数不同,定义特征量 k,然后用特征量 k 去区分正常窦性心律与房颤,取得了平均敏感度为97.0%、平均阳性预测度为95.2%的良好效果[10];国外的 Tateno 等人将相邻房颤 RR 间期差值的直方图作为匹配模板,识别时先计算最近连续100个 RR 间期的差值,然后将差值的直方图与模板做匹配比较,相似则为房颤,不相似则不为房颤,取得了敏感度为93.2%、阳性预测度为96.7%的良好效果[11]。

也有研究采用其他方法实现房颤检测。例如,苏斓在她的硕士论文中用到独立成分分析(ICA)算法分离 ECG 信号的方法,利用房颤信号与正常窦性信号经过 ICA 分离后的差异,检测出房颤[12];张敬采用小波变换的方法分离房颤信号和正常信号,再进行检测[13]。由于这些方法复杂度较高,实时性不好,因此本研究不考虑采用。

3.3.2 不规则度检测方法

由于单纯用 RR 间期检测,需要的 RR 间期较多,在具体实现时,借鉴计算 RR 间期的概率密度函数,结合本系统延时的要求,再构思出自己的思路。其中计算的基本思想是:不规则度计算的输入是 RR 间期,先计算相邻 RR 间期的差异,如果差异超过一定的时间阈值,认为异常;如果这种异常连续,且持续的时间超过房颤的时间阈值,认为当前有房颤报警。具体的分析流程如图 3-34 所示。

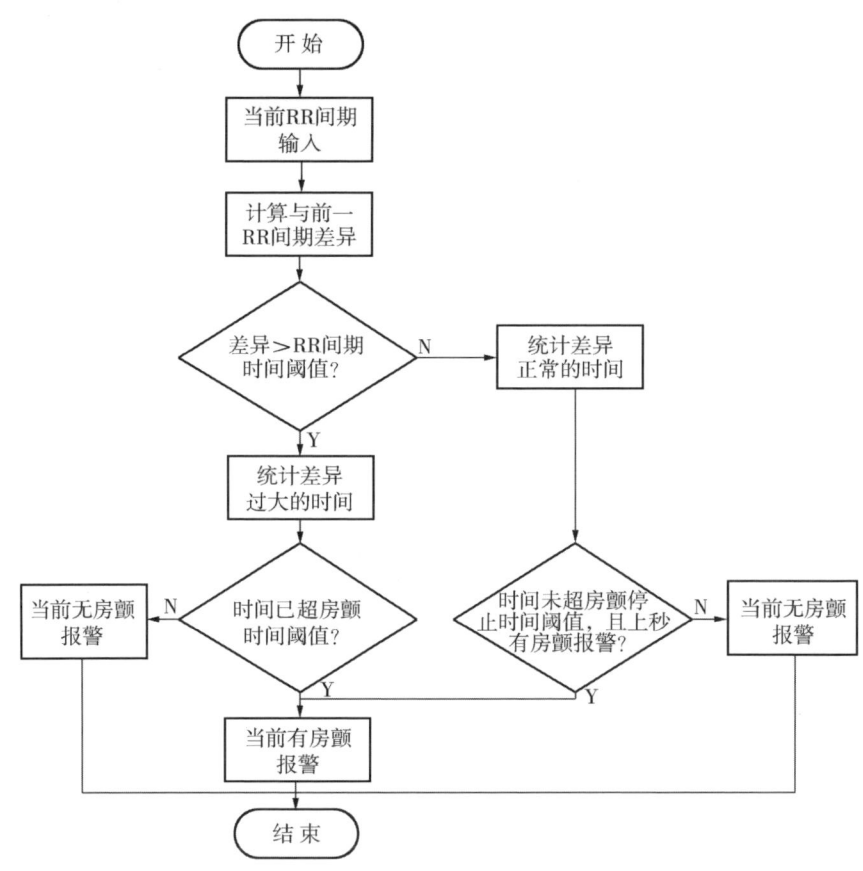

图 3-34 利用不规则度检测房颤流程图

在实现时，如果 RR 间期差异超过 100 ms，认为差异过大，需要统计连续出现这种差异的时间。如果连续出现差异的时间超过 15 s，认为当前已触发房颤；但若连续出现差异较小的时间超过 30 s，且之前已发生房颤，则取消房颤报警。

3.4 异步除颤检测算法

3.4.1 室颤检测方法介绍

室颤检测是本系统的核心，根据室颤波形的特征与正常信号的特征差异，当前研究室颤检测的方法有很多种，同种方法也有很多研究分支。

Amann 等采用 Hilbert 变换将信号转换为特定信号,将室颤特征凸显出来,然后再检测[14]。

Thakor 等采用序贯假设检测(sequential hypothesis testing)方法,先将原始 ECG 信号通过幅度阈值转换为 0/1 二进制信号,然后在这二进制信号中区分开室颤、室速与正常信号,可以得到 97.64% 的室颤检测准确性、97.65% 的室速检测准确性[15]。

Zhang 等基于正常 ECG 信号与室颤、室速信号各自属于不同的非线性生理处理过程,所以各自有不同复杂度的前提,采用复杂度的方法,先建立时间窗,将原始 ECG 信号缓存到时间窗内,然后通过幅度阈值判断,将 ECG 信号转为 0/1 二进制信号,再通过比较和累加过程,得出信号的复杂度,将室颤、室速、正常节律信号区分开。在时间窗为 7s 时,在作者自建的数据库中能得到 100% 的检测准确性[16]。但是单纯采用复杂度的方法在评测开源数据库 CU 库时,效果不甚理想。

在研究室颤信号时,发现室颤信号在短时间内具有一定的上下对称性,类似于正弦信号,同时颤动频率比正常的 QRS 波高很多,如图 3-35 所示。

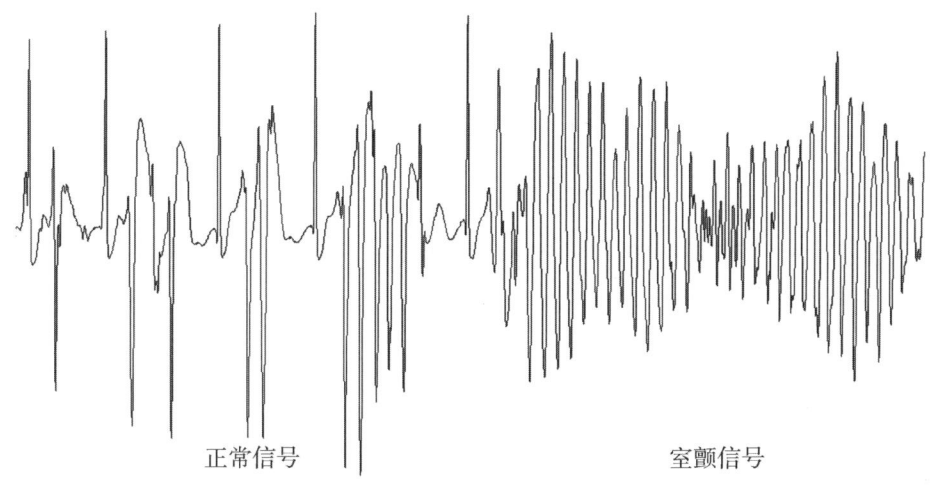

图 3-35　正常信号与室颤信号(cu05 例数据)

根据上下对称性和高频颤动特征,在研究时作为区分室颤信号与正常信号的特征之一,在具体实现时通过统计在一定时间内当前信号穿越某一正向幅度和反向幅度的次数作为判断指标。如图 3-36 所示,图中右边上下的直线表示固定时间范围内的正向幅度阈值和反向幅度阈值，两个阈值对称，符号相反，大小与这段固定时间内的正向总幅度/负向总幅度正相关，正向/反向总幅度大，则正向/反向阈值就大。如果信号幅度超过正向/反向阈值一次，就计数一次。由图中可知，对称性转换为上下的穿越次数相当，高频颤动转换为穿越次数较高。正常信号由于波动频率较低，因此穿越次数也较低，同时一般不具有上下对称性，所以上下穿越次数差异也较大。

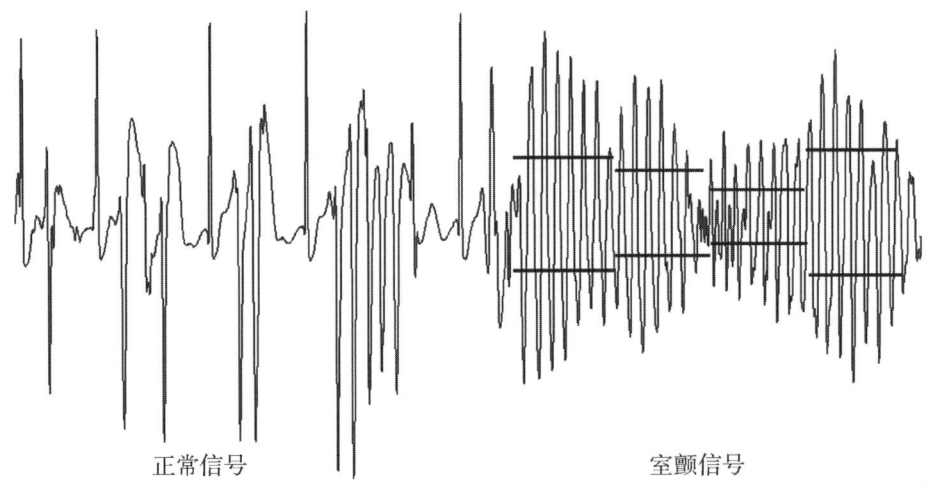

正常信号　　　　　　　　室颤信号

图 3-36　上下对称性和高频颤动研究（cu05 例数据）

同时正常信号一般斜率相对较高，室颤信号斜率相对较缓，在研究时也作为区分正常信号与室颤信号的特征之一。

考虑各个算法的复杂性，本系统最终采用复杂度、上下对称性和高频颤动、斜率比较的综合方法作为室颤检测的方法。室颤检测的主要流程如图 3-37 所示。

其中，t 秒数据表示数据长度，可根据实际要求来取，本系统采用 6 秒。可以看出复杂度用于室颤检测，主要分为 0/1 化转换、复杂度计算、对称性与颤动频率判断、斜率计算和室颤判断 5 部分。斜率判断主要是基于正常 ECG 信号和室颤信号差异较大，正常 ECG 信号的斜率较大，室颤信号的斜率较小。

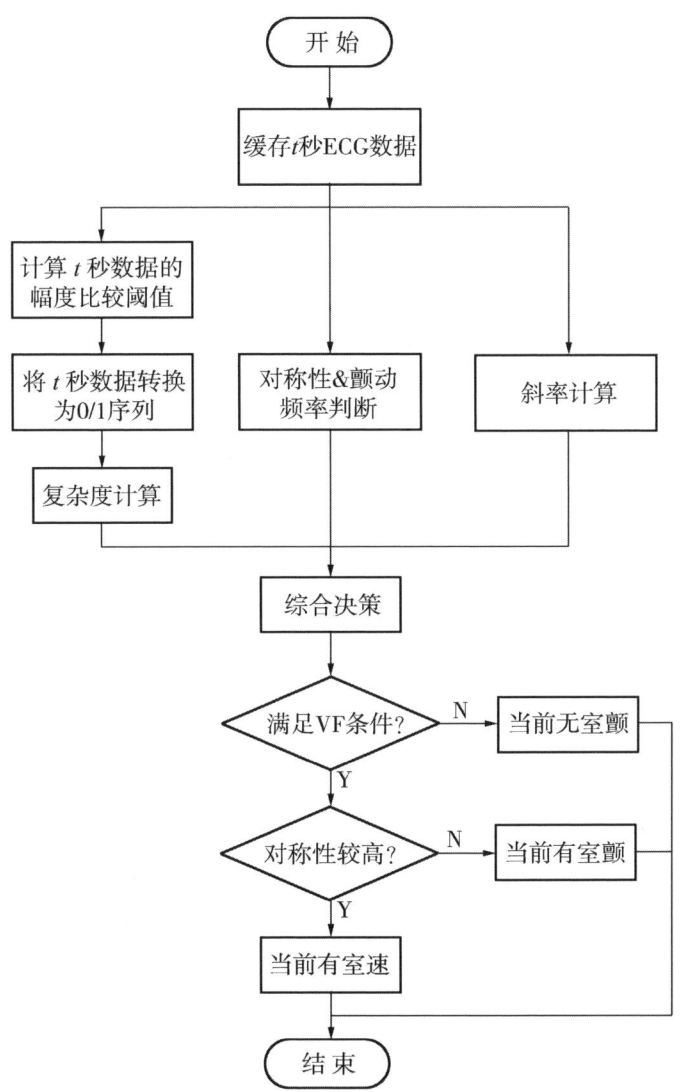

图 3-37 室颤检测主要流程图

3.4.2 0/1 化转换及复杂度计算

复杂度计算的基本原理是，一个子字符串能不能从另一个字符串中通过复制的方法得到。如果可以，认为这个子字符串的复杂度较低；如果不可以，则认为较高。正常的窦性 ECG 信号规律性较好，具有一定的周期性，P/Q/R/S/T 各个波的波形形态也较稳定，一般可以通过复制的方式得出，所以复杂度较低。

但是,室颤信号由于杂乱无章,甚至完全无规律可言,因此不能通过复制的方法得出,其复杂度也较高。

1. 幅度 0/1 标准化

这个步骤的主要工作是将 ECG 数据转换为 0/1 二进制序列,相当于将幅度进行了标准化,便于后续的复杂度计算,主要分 6 步:

(1)缓存 6 秒 ECG 数据,在采样率为 250 Hz 下,6 秒数据总采样点数 $n=1500$;

(2)求数据的均值 Sigave:

$$\text{Sigave} = \left(\sum_{k=1}^{n} \text{ecg}(k)\right)/n; \tag{3-5}$$

(3)求与均值偏离最大的正最大值 Max$P$ 与负最大值 Min$N$;

(4)求出固定幂度范围内的采样点数 Num$P$ 与 Num$N$:

Num$P$:范围在 $0 < \text{ecg}(k) < 0.15\text{Max}P$ 的采样点数,

Num$N$:范围在 $0.15\text{Min}N < \text{ecg}(k) < 0$ 的采样点数;

(5)确定 0/1 化转换的幅度阈值 AmpThd,分 3 种可能性:

①若 Num$P$ + Num$N < \frac{1}{2}n \rightarrow$ AmpThd $= 0$;

②若 Num$P$ < Num$N \rightarrow$ AmpThd $= \frac{1}{5}$Max$P$;

③若 Num$P \geq$ Num$N \rightarrow$ AmpThd $= \frac{1}{5}$Max$N$;

(6)数据进行 0/1 化转换,按照幅度阈值,AmpThd 分两种可能性:

①ecg$(k) \geq$ AmpThd $\longrightarrow$ ecg$(k) = 1$;

②ecg$(k) <$ AmpThd $\longrightarrow$ ecg$(k) = 0$;

ECG 数据转换完之后,就可以进行复杂度计算。

2. 复杂度计算

复杂度计算是一种数据量少但具有一定抗干扰能力的方法,最先由 Lempel 和 Ziv 提出[17],因此这种方法也称为 Lempel - Ziv 复杂度计算。它是检测时间序列里出现新模式的速率的有效手段。

对于一个待求字符串 $S(S_1, S_2, \cdots, S_n)$ 以及另一个字符串 $Q(q_1, q_2, \cdots, q_n)$,SQ 表示 S 和 Q 的级联,SQ $= (S_1, S_2, \cdots, S_n, q_1, q_2, \cdots, q_n)$。令 SQv 为 SQ 减去最后一个字符所得字符串,即 SQv $= (S_1, S_2, \cdots, S_n, q_1, q_2, \cdots, q_{n-1})$。

判断 Q 是否是 SQv 的一个子串,如果 Q 是 SQv 的一个子串,说明 Q 中的字符是可从 S 复制的,这时把待求序列的下一个字符级联到 Q。如果 Q 不是 SQv 的一个子串,则表示 Q 是插入字符,这时把 Q 级联到 S,S = SQ,重新构造 Q,重复以上过程直到 Q 取待求序列的最后一位结束。每次 Q 级联到 S,表明出现一种新模式,用 c 表示一个字符串中新模式的数量。实现的 MATLAB 代码如下(假设 x 为待求的 ECG 信号):

```
c = 1; % 模式初始值
S = x(1);Q = [];SQ = [];% S Q SQ 初始化
for i = 2:length(x)
    Q = strcat(Q,x(i));
    SQ = strcat(S,Q);
    SQv = SQ(1:length(SQ)-1);
    if isempty(findstr(SQv,Q)) % 如果 Q 不是 SQv 中的子串,说明 Q 是新出现的模式,执行 c 加 1 操作
        S = SQ;
        Q = [];
        c = c + 1;
    end
end;
lzc = c;
```

lzc 就是 t 秒数据输出的复杂度。

3.4.3 对称性与颤动频率检测方法

实现时先计算上下穿越次数,并以此来体现当前信号是否具有上下对称性和高频颤动的特征。室颤信号的颤动频率在 150 ~ 500 bpm 之间,即每秒有 2.6 ~ 8.3 个颤动波,折算到每秒的穿越次数范围为 5.2 ~ 16.6 次(向上穿越和向下穿越均计算一次)。

正常信号因为颤动频率低,所以穿越次数较少,同时因为正常信号一般不具有上下对称性,就算 HR 较高,其上下穿越次数的差异也较大,所以根据穿越次数可简单区分室颤信号和正常 ECG 信号。如果当前信号有中高频噪声干扰,其上下穿越次数一般较高,但通常高于室颤的穿越次数,同时其斜率也比室颤波形要高。

3.4.4 斜率计算

在已缓存的 t 秒数据中,计算每秒数据的斜率,并获得每秒斜率的最大值,

如果超过 3 秒的斜率最大值小于 180，且 t 秒的斜率最大值均值也小于 180，认为当前 t 秒的斜率信息满足室颤的要求。然后再结合穿越次数、复杂度综合判断室颤。

3.4.5 室颤判断

计算出信号的复杂度、穿越次数和斜率后，判断是否有室颤就只需判断当前的复杂度、穿越次数和斜率是否满足阈值要求，即为综合决策判断过程。不过为了防止反复触发室颤报警，采用了一定的室颤退出机制，降低重复报警率。室颤判断流程如图 3-38 所示。

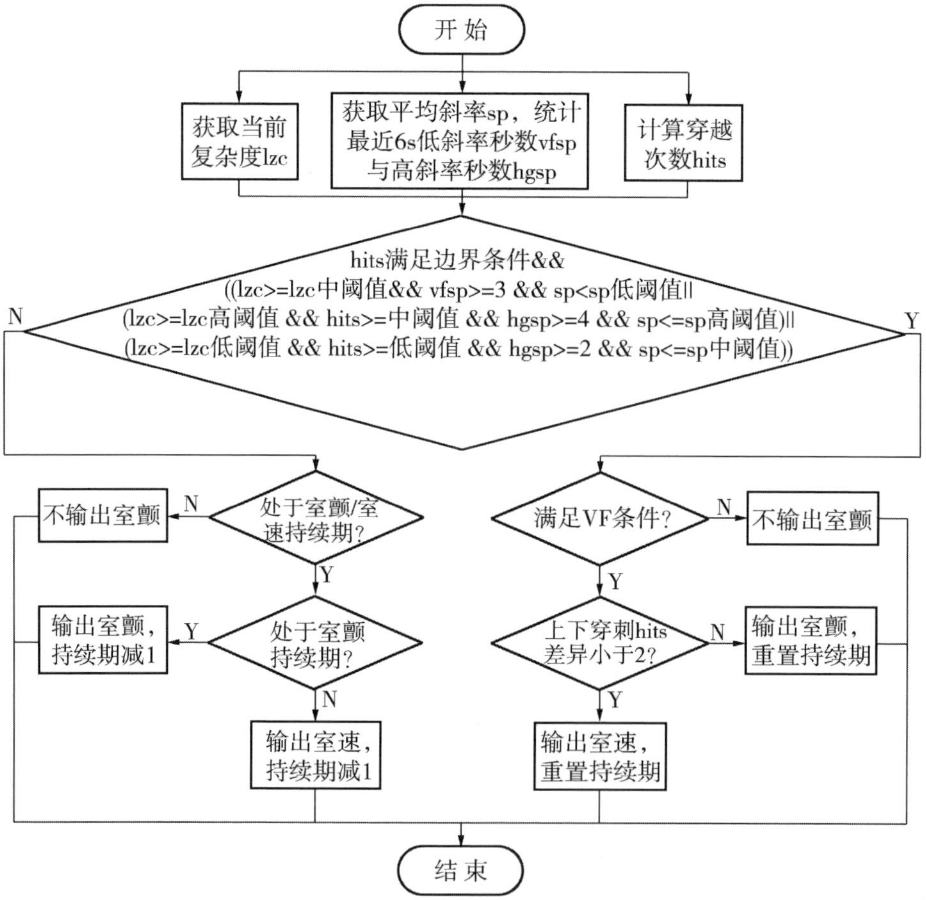

图 3-38 室颤判断流程

图 3-38 中的各个阈值取值如下：

lzc 高阈值/lzc 中阈值/lzc 低阈值：22/20/17；

hits 中阈值/hits 低阈值：16/13；

sp 高阈值/sp 中阈值/sp 低阈值：350/270/180。

hits 的边界是(10，40)。同时采用了室颤和室速持续期来避免重复报警，室颤持续期采用 8s，室速持续期采用 6s。

3.5 心跳停止检测算法

在正常监护的过程中，如果当前没有检测出 QRS 波的时间已超过心跳停止的时间阈值，则输出心跳停止的心律失常报警。心跳停止检测流程如图 3 - 39 所示。

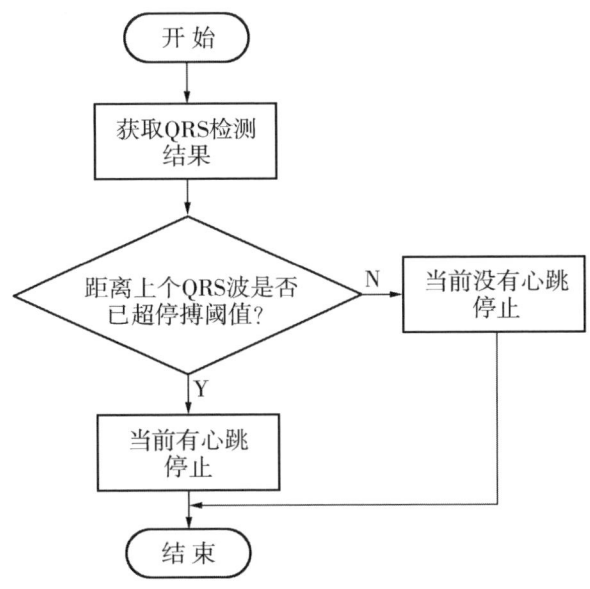

图 3 - 39 心跳停止检测流程

4 算法评测分析

4.1 评测数据库介绍

目前国际上最重要且最权威的心电数据库是：美国麻省理工学院与 Beth Israel 医院联合建立的 MIT-BIH 心电数据库；美国心脏学会（AHA）的心律失常心电数据库；欧盟的 CSE（心电图通用标准）心电数据库和欧盟的 ST-T 心电数据库。除此之外，国际上被广泛认可的一般用于某个专题专项研究的心电数据库还有克瑞顿大学（CU）建立的 CU 数据库（用于室颤、室速研究）、QT Database[①]（用于 QT 测量）、Sudden Cardiac DeathHolter Database[②]（用于 Holter 研究）等。

美国的 MIT-BIH 心电数据库是目前在国际上应用最多的数据库，由不同的子数据库组成，每个子数据库包含某类特定类型的心电记录，其中应用最多的是 MIT-BIT 心律不齐数据库和 MIT-BIT QT 数据库。MIT-BIT 数据库包含专家标注，且支持免费下载，这也使得该数据库成为众多研究的实验数据来源和算法评测标准。本研究采用的是其中的心律不齐数据库。

AHA 心律失常心电数据库是由美国国家心肺及血液研究院资助的美国心脏协会（AHA）开发的，为的是评价室性心律不齐的检测效果，其中数据 7001～7010 为室速，8001～8010 为室颤。该数据库也包含专家标注。

欧盟的 CSE 心电数据库包含 1000 例短时间的心电记录，主要开发目的是用于评价心电图自动分析仪的性能，主要用于心电图机研究。

---

① http://www.physionet.org/physiobank/database/qtdb/.
② http://www.physionet.org/physiobank/database/sddb/.

欧盟的ST-T数据库是由欧洲心脏病学会开发的，用于评价S-T段和T波检测算法性能。该数据库也包含专家标注。

CU数据库是用于室颤研究的专项数据库，该数据库中含有专家标注，但是每个心搏都被标注为正常。由于在VF前通常有一定量的VT发生，因而VF的起点比较难确定，在室颤对应的波形段，已经有专家标注的室颤开始与结束。

结合本研究的研究方向，应该采用MIT-BIM、AHA、CU三个数据库作为评测数据库，但是由于AHA不能通过网上开源的方式下载，需要单独购买，因此最终采用的评测数据库为MIT、CU两个数据库。

其中各个评测点各自采用的评测数据库如表4-1所示。

表4-1 采用的评测数据库

评测点	评测维度	评测数据库	数据库简介
QRS波检测	检测准确性	MIT-BIM	48例数据，每例数据30 min
	检测延时		
室颤检测	检测准确性	CU	35例数据，每例数据不少于8.5 min

4.2 符合IEC 60601-2-4/GB 9706.8要求的评测方法介绍

假设一个事件本身正确，被判断为正确，用TPs(true positive)表示；但是如果被判断为错误，用FN(false negative)表示。如果一个事件本身错误，但是被判断为正确，用FP(false positive)表示。

对应到QRS波检测和室颤检测指标上，TPs表示检测正确，FN表示漏检，FP表示误检，则敏感度Se与阳性预测度+P计算如下：

$$Se = \frac{TPs}{TPs + FN} \quad (4-1)$$

$$+P = \frac{TPs}{TPs + FP} \quad (4-2)$$

其中室颤检测有持续敏感度(DSe)、持续阳性预测度(D+P)、检测次数敏感度

（ESe）和检测次数阳性预测度（E+P）几项参数，相关计算公式如下：

$$DSe = \frac{室颤重叠时长}{室颤参考时长} \quad (4-3)$$

$$D+P = \frac{室颤重叠时长}{算法检测的室颤时长} \quad (4-4)$$

$$ESe = \frac{正确的次数}{正确的次数 + 漏检的次数} \quad (4-5)$$

$$E+P = \frac{正确的次数}{正确的次数 + 误检的次数} \quad (4-6)$$

式中，"室颤重叠时长"是专家标注的 VF 时间段与算法评测结果的 VF 时间段的重叠部分；"室颤参考时长"为专家标注的 VF 时间段（在参考标注文件中以"["表示室颤开始，以"]"表示室颤的结束）；"算法检测的室颤时长"为算法评测结果的 VF 时间段（同样会以"[""]"表示室颤的开始与结束）。

QRS 波检测与室颤检测，主要评测检测的准确性，具体评测内容见表4-2。

表 4-2 QRS 波检测与室颤检测评测准确性

评测点	评测维度	评测数据库	评 测 方 法
QRS 波检测	检测准确性	MIT-BIM	逐搏比较（bxb）
	检测延时	MIT-BIM	逐搏比较，再统计
室颤检测	检测次数准确性	CU	敏感度与阳性预测度
	检测时段准确性	CU	持续敏感度与持续阳性预测度

4.3 数据库评测平台

为了方便算法开发与性能评测，本课题组开发了一款软件平台，平台名称为 VFAnalysis，平台界面如图 4-1 所示。

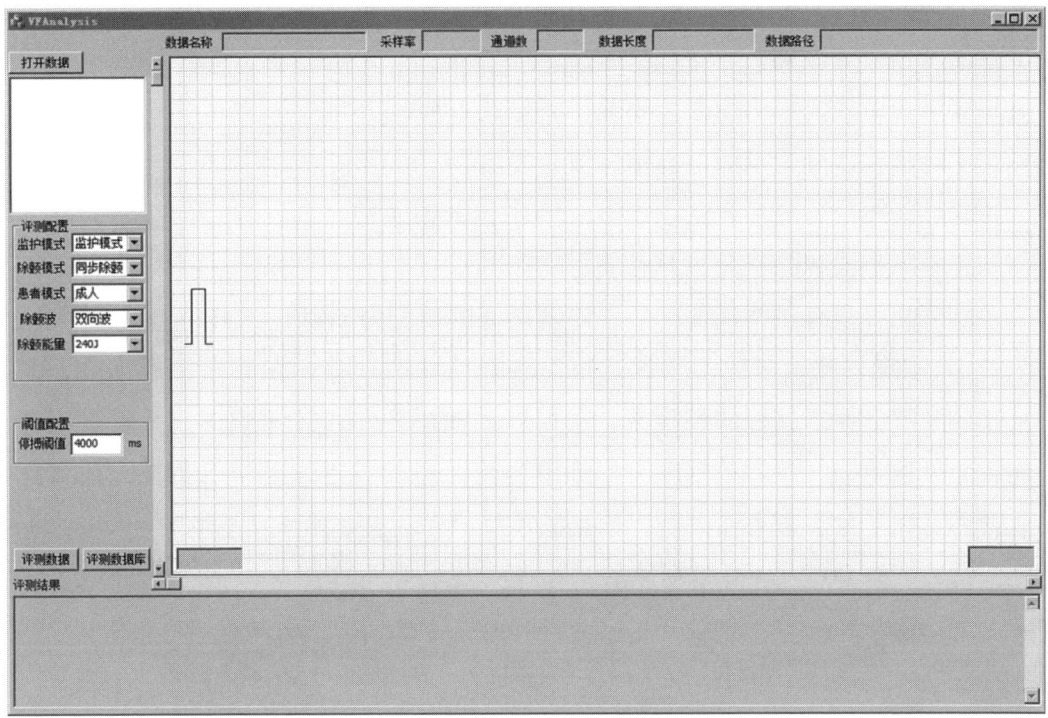

图 4-1　VFAnalysis 平台界面

平台主要分为以下四大功能模块：

(1) 数据打开与信息显示，包括数据打开和数据信息显示两部分。其中，通过"打开数据"按钮可以加载选择路径下的所有心电数据；数据信息显示包括数据名称、采样率、通道数、数据长度、数据路径 5 部分。

(2) 数据波形显示界面，软件界面中占用最大的部分，主要用于显示当前加载的数据。在显示界面的左下角和右下角可以显示当前屏幕数据的开始和结束时间，并且数据可以和显示界面左边的 1 mV 幅度标尺进行幅度比较，以大概判断出当前信号的幅度。可以通过拖动下方的滚动条查看不同时间段的数据波形。

(3) 评测配置，包括评测信息配置与阈值配置两部分。其中评测信息包括 5 个内容：

① 监护模式，分为监护模式和除颤模式两种，监护模式的带宽为 0.5 ~ 40 Hz，除颤模式的带宽为 1 ~ 20 Hz。根据显示的模式不同，显示数据的带宽也不同。

②除颤模式，分为同步除颤和异步除颤 2 种，同步除颤用于房颤检测，异步除颤用于室颤检测。

③患者模式，分为成人、小儿、新生儿 3 种。

④除颤波，分为双向波与单向波 2 种。

⑤除颤能量，分为 200J，240J，300J 和 360J 4 种。

其中除颤波和除颤能量只有演示功能。

阈值配置只有停搏阈值配置，停搏阈值的范围为 2000～8000 ms。

(4) 数据评测，包括评测数据和评测数据库两部分，在数据已经加载，并且评测配置已经选择好的情况下，可以启动数据评测。评测数据只是评测当前加载的单条数据，评测数据库可以评测当前已经加载进来的所有数据。评测完数据后，在平台下方可以显示出数据的评测结果。

打开加载 MIT – BIM 数据库的 t100 例数据，显示如图 4 – 2 所示。

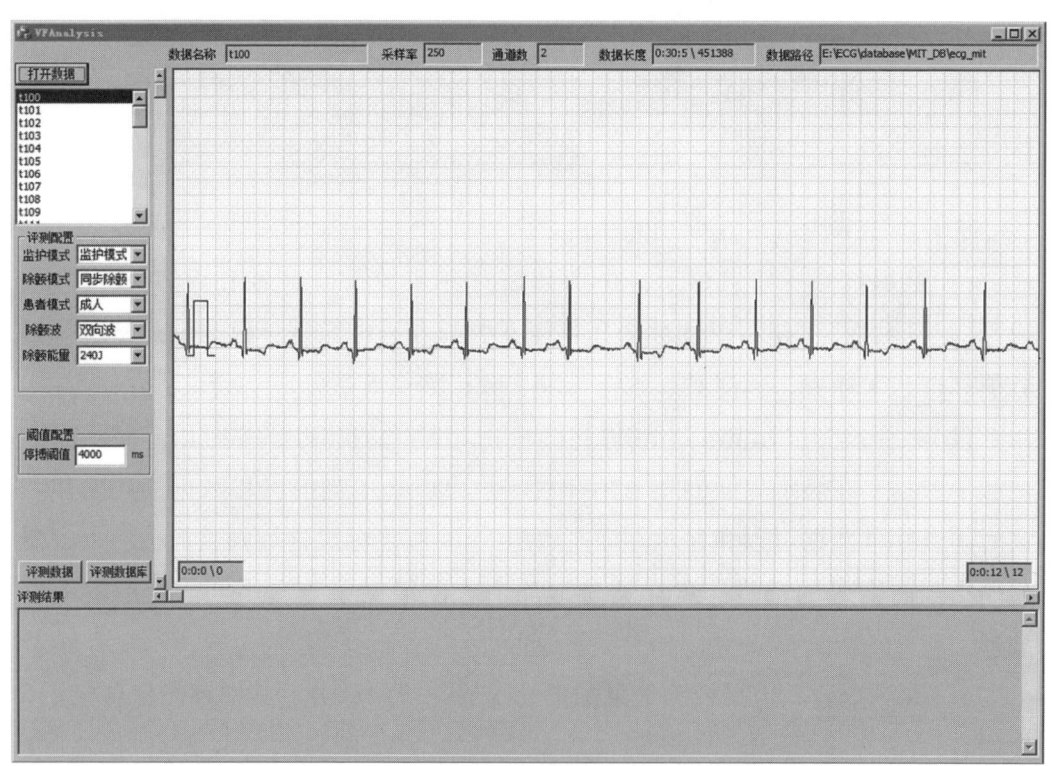

图 4 – 2　加载 t100 例数据示例图

打开加载 CU 数据库的 cu01 例数据,显示如图 4-3 所示。

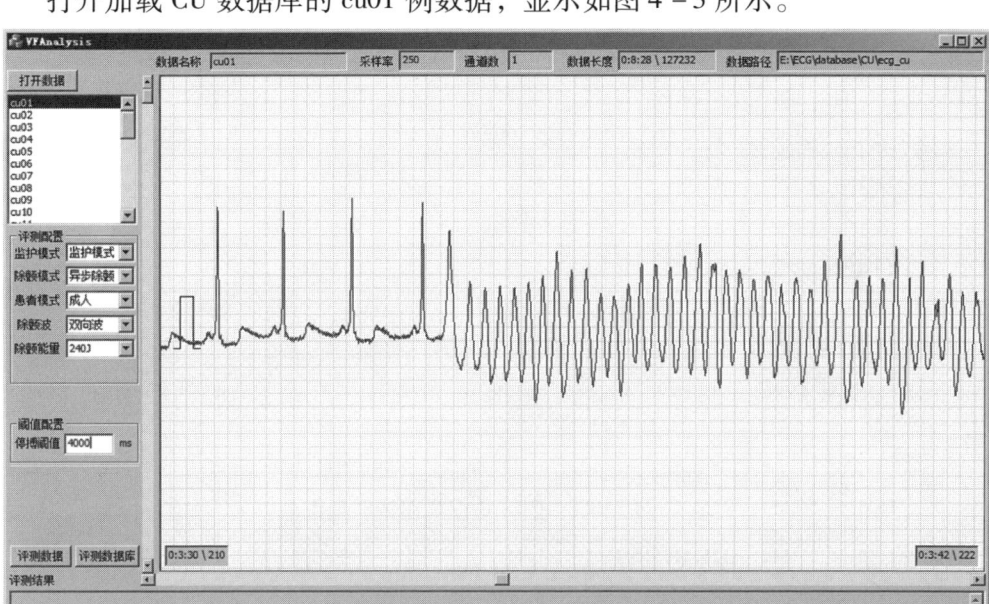

图 4-3 加载 cu01 例数据示例图

如按照显示的配置方式进行评测,cu01 例数据的评测结果如图 4-4 所示。

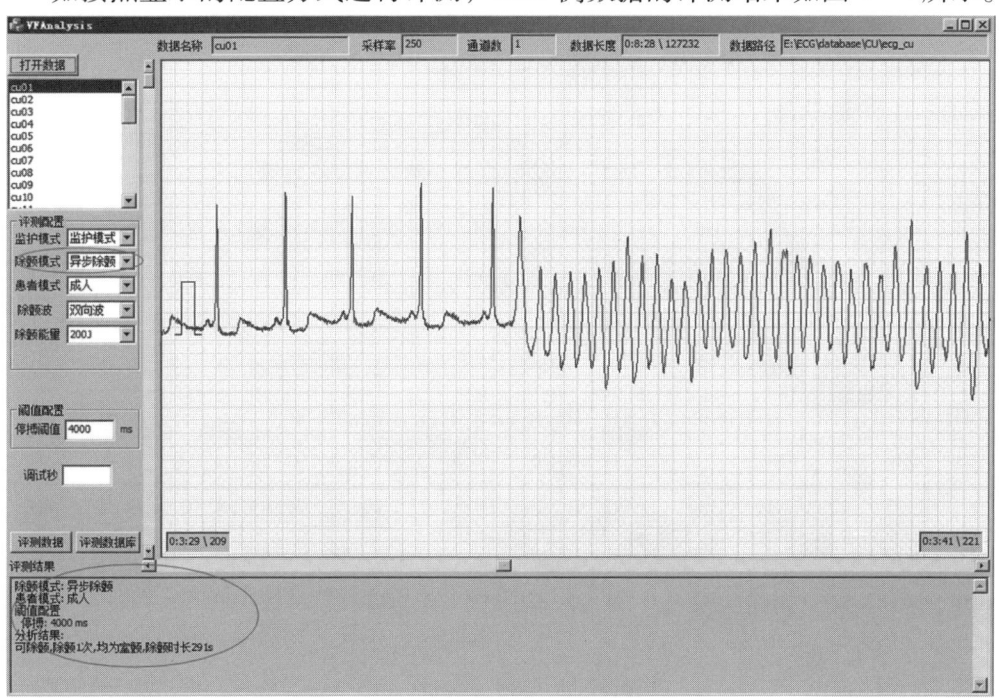

图 4-4 cu01 例数据评测结果

根据除颤模式为异步除颤可知，cu01 例数据评测出来为室颤，室颤时长为 291 s。

4.4 数据库评测结果

4.4.1 QRS 波检测结果

1. 逐搏检测结果

MIT-BIM 数据库的逐搏检测结果汇总如表 4-3 所示（包括所有的心搏类型）：

表 4-3 MIT-BIM 数据库逐搏结果汇总

数据库名称	Q Se/%	Q+P/%
MIT-BIM	97.24	92.87

注：①由于统计的所有心搏类型（包括正常心搏、室性心搏、起搏心搏等）的 bxb 结果中，室性心搏下是不建议除颤的，因此结果整体偏低。

②部分 MIT-BIM 数据存在中频干扰，导致部分误检，同时对阈值更新造成影响，造成部分漏检。

③Q Se 和 Q+P 分别表示 QRS 波检测的敏感度和阳性率。

详细结果如表 4-4 所示。

表 4-4 MIT-BIM 数据库逐搏评测详细结果

Record	Nn'	Vn'	Fn'	On'	Nv	Vv	Fv'	Ov'	o'	Vo'	Fo'	Q Se	Q+P	V Se	V+P	V FPR
t100	2234	1	0	1	0	0	0	0	1	0	0	99.96	99.96	0	—	0
t101	1823	0	2	3	0	0	0	0	6	0	0	99.67	99.84	—	—	0
t102	96	4	2046	2	0	0	0	0	3	0	2	99.77	99.91	0	—	0
t103	2047	0	0	0	0	0	0	0	3	0	0	99.85	100	—	—	0
t104	160	2	1962	21	0	0	0	0	3	0	65	96.9	99.02	0	—	0
t105	2305	37	4	387	0	0	0	0	182	2	1	92.69	85.84	0	—	0
t106	1419	505	0	43	0	0	0	0	54	15	0	96.54	97.81	0	—	0
t107	0	26	2017	42	0	0	0	0	0	33	25	97.24	97.99	0	—	0

续表4-4

Record	Nn'	Vn'	Fn'	On'	Nv	Vv	Fv'	Ov'	o'	Vo'	Fo'	Q Se	Q+P	V Se	V+P	V FPR
t108	1641	13	2	24	0	0	0	0	74	3	0	95.56	98.57	0	—	0
t109	2439	35	0	0	0	0	0	0	7	3	1	99.56	100	0	—	0
t111	1902	1	0	39	0	0	0	0	186	0	0	91.1	97.99	0	—	0
t112	2492	0	0	0	0	0	0	0	4	0	0	99.84	100	—	—	0
t113	1764	0	0	0	0	0	0	0	2	0	0	99.89	100	—	—	0
t114	1732	41	4	38	0	0	0	0	73	2	0	95.95	97.91	0	—	0
t115	1919	0	0	0	0	0	0	0	3	0	0	99.84	100	—	—	0
t116	2242	108	0	4	0	0	0	0	22	1	0	99.03	99.83	0	—	0
t117	1505	0	0	1	0	0	0	0	5	0	0	99.67	99.93	—	—	0
t118	2214	5	0	0	0	0	0	0	11	11	0	99.02	100	0	—	0
t119	1451	422	0	6	0	0	0	0	68	14	0	95.81	99.68	0	—	0
t121	1808	1	0	29	0	0	0	0	24	0	0	98.69	98.42	0	—	0
t122	2429	0	0	1	0	0	0	0	2	0	0	99.92	99.96	—	—	0
t123	1491	1	0	0	0	0	0	0	0	2	0	99.87	100	0	—	0
t124	1538	47	1	23	0	0	0	0	4	0	4	99.5	98.57	0	—	0
t200	1331	787	1	323	0	0	0	0	414	23	1	82.87	86.77	0	—	0
t201	1709	198	2	1043	0	0	0	0	10	0	0	99.48	64.67	0	—	0
t202	2063	10	1	13	0	0	0	0	28	8	0	98.29	99.38	0	—	0
t203	2136	404	0	249	0	0	0	0	348	36	5	86.72	91.07	0	—	0
t205	2518	67	10	25	0	0	0	0	12	4	1	99.35	99.05	0	—	0
t207	1501	166	0	119	0	0	0	0	134	30	0	91.04	93.34	0	—	0
t208	1495	965	365	22	0	0	0	0	68	7	3	97.31	99.23	0	—	0
t209	2955	1	0	1	0	0	0	0	3	0	0	99.9	99.97	0	—	0
t210	2335	176	5	24	0	0	0	0	68	16	4	96.62	99.06	0	—	0
t212	2699	0	0	0	0	0	0	0	4	0	0	99.85	100	—	—	0
t213	2588	218	353	2	0	0	0	0	26	2	9	98.84	99.94	0	—	0

续表 4-4

Record	Nn'	Vn'	Fn'	On'	Nv	Vv	Fv'	Ov'	o'	Vo'	Fo'	Q Se	Q+P	V Se	V+P	V FPR
t214	1951	248	3	126	0	0	0	0	16	6	0	99.01	94.59	0	—	0
t215	3139	159	0	5	0	0	0	0	8	0	1	99.73	99.85	0	—	0
t217	225	145	1669	391	0	0	0	0	19	17	97	93.88	83.91	0	—	0
t219	2034	64	1	920	0	0	0	0	19	0	0	99.1	69.53	0	—	0
t220	2008	0	0	0	0	0	0	0	4	0	0	99.8	100	—	—	0
t221	1971	388	0	10	0	0	0	0	28	2	0	98.74	99.58	0	—	0
t222	2388	0	0	881	0	0	0	0	57	0	0	97.67	73.05	—	—	0
t223	2069	390	14	4	0	0	0	0	10	82	0	96.41	99.84	0	—	0
t228	1558	347	0	1804	0	0	0	0	104	7	0	94.49	51.36	0	—	0
t230	2196	1	0	1	0	0	0	0	18	0	0	99.19	99.95	0	—	0
t231	1535	1	0	0	0	0	0	0	3	1	0	99.74	100	0	—	0
t232	1745	0	0	1136	0	0	0	0	7	0	0	99.6	60.57	—	—	0
t233	1940	801	11	274	0	0	0	0	260	16	0	90.89	90.95	0	—	0
t234	2700	3	0	1	0	0	0	0	4	0	0	99.85	99.96	0	—	0
Sum	89440	6788	8473	8038	0	0	0	0	2409	343	219					
Gross												97.24	92.87	0	—	0
Average												97.38	94.31	0	—	0

Total QRS complexes: 107672   Total VEBs: 7131

Summary of results from 48 records

2. 延时检测结果

由于同步除颤只是监测房性心搏，因此延时指标的统计也只是统计房性和窦性的心搏。其中 MIT-BIM 数据库的延时指标为 17.3 ms，而检测延时要求小于 35 ms，符合延时要求。其中 QRS 波检测效果示例如图 4-5 和图 4-6 所示（蓝色为原始数据，红色为检测到的 QRS 波位置）。

可以看出，t100 这例数据的 QRS 波延时较低，基本在 1 或 2 个采样点，即 4 ms 或 8 ms 的延时。

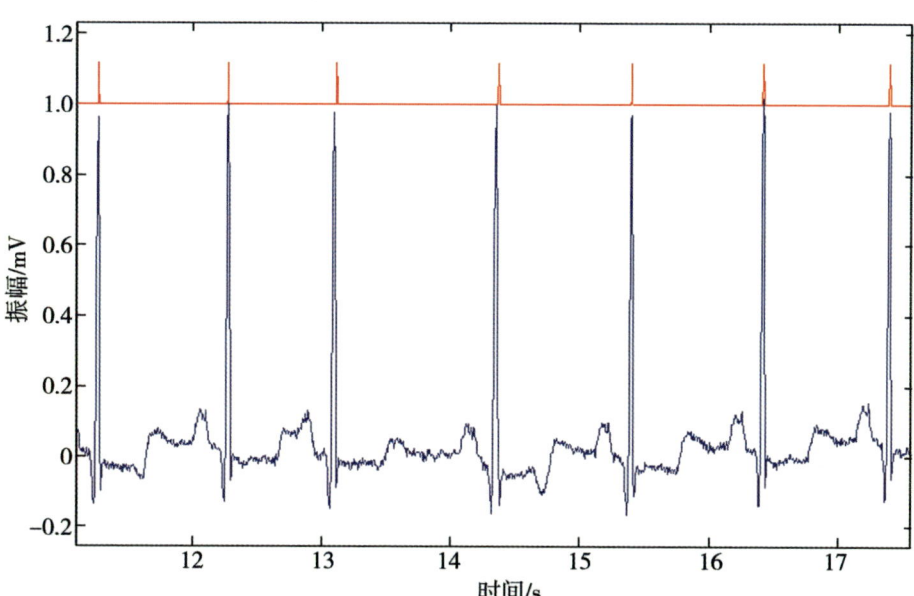

图4-5 t100例数据QRS波检测效果

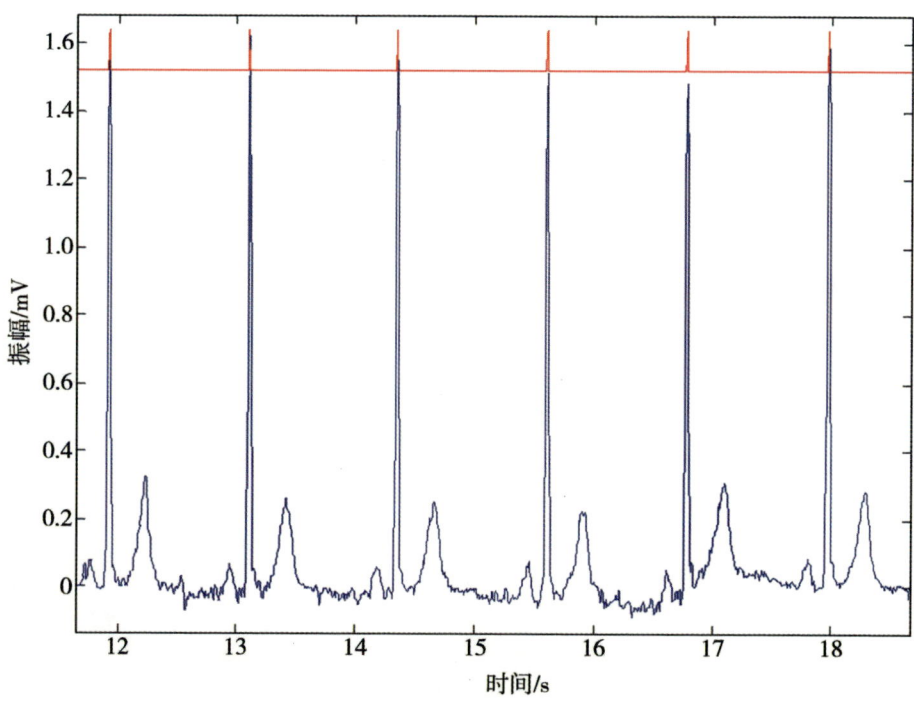

图4-6 t102例数据QRS波检测效果

t102 这例数据的 QRS 波检测延时也较低，基本也在 1 或 2 个采样点。

4.4.2 室颤检测结果

室颤检测结果统计如表 4-5 所示。

表 4-5 室颤检测结果统计

数据库名称	ESe/%	E+P/%	DSe/%	D+P/%
CU	96	56	66	66

由于 CU 数据库中有不少数据异常（存在数据无效数据段，数值为 -32768），在异常段数据幅度异常，造成检测异常（本来检测为室颤，造成意外中断，或本来无室颤，造成意外报出室颤）。在真实的临床场景中，这些异常段是由对应导联脱落或者除颤放电导致，但是不知什么原因，标注文件中没有说明这些异常数据段（同时在这些异常段也没有标注室颤中断或无室颤），数据库说明中也没找到这些异常段说明，所以造成检测结果整体偏低。异常段示例见图 4-7 和图 4-8。

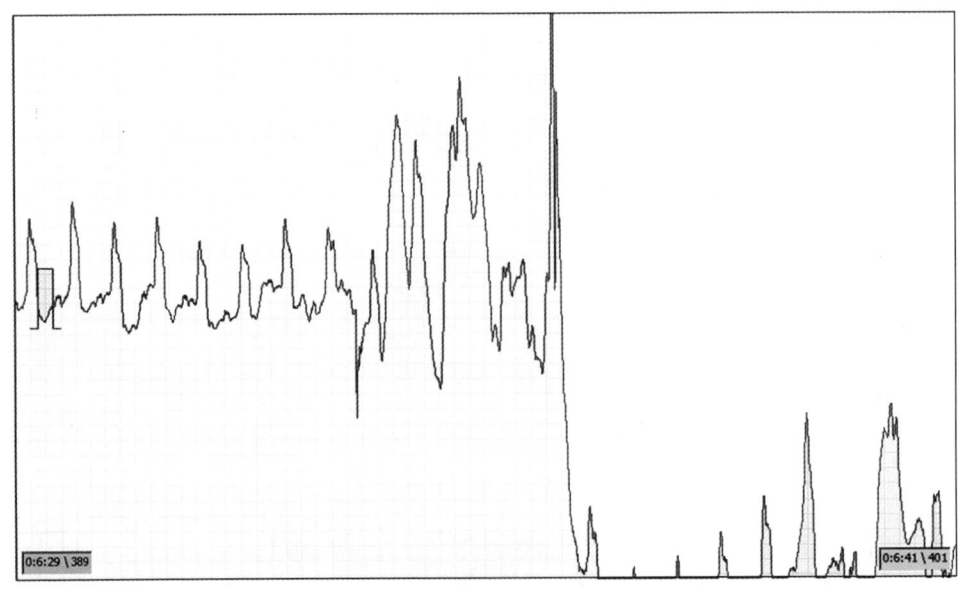

图 4-7 cu02 例数据的异常段

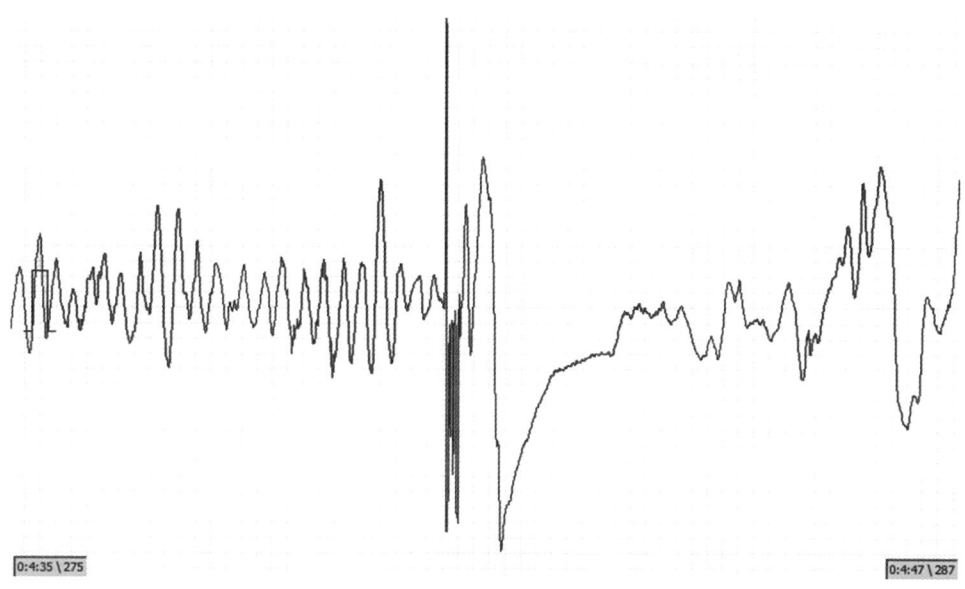

图 4-8 cu06 例数据的异常段

CU 数据库中有小部分数据的参考标注中没有按照标准方法标注,有错标和漏标的情况,这部分也没有在其说明中找到相应说明。

如参考注释中,cu02 和 cu14 这两例数据是没有室颤信号的,但是实际上这两例数据应该都有室颤信号,如图 4-9 和图 4-10 所示。

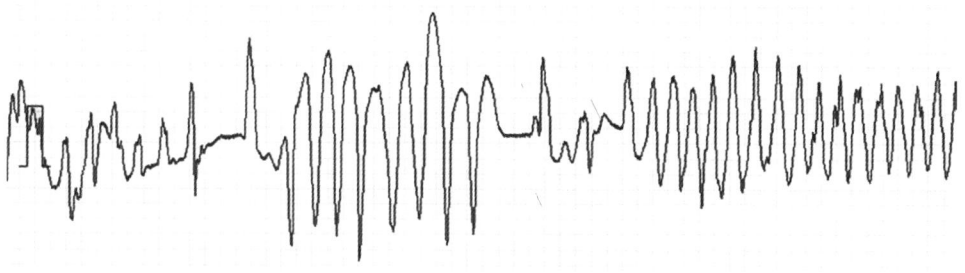

图 4-9 cu02 例数据的室颤段

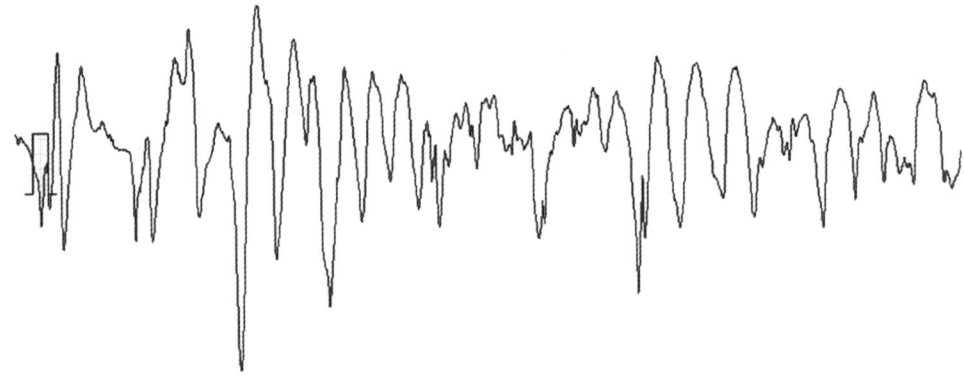

图 4-10 cu14 例数据的室颤段

详细结果如表 4-6 所示。

表 4-6 CU 数据库评测详细结果

Record	TPs	FN	TPp	FP	ESe	E+P	DSe	D+P	Ref duration	Test duration
cu01	1	0	1	0	100	100	99	100	4:54.740	04:51.0
cu02	0	0	0	6	—	0	—	0	0	01:03.9
cu03	1	0	1	3	100	25	90	53	0:43.196	01:13.9
cu04	4	0	10	0	100	100	59	91	4:32.228	02:56.0
cu05	1	0	1	3	100	25	96	73	1:27.624	01:56.0
cu06	1	1	2	1	50	67	78	90	2:17.080	01:59.0
cu07	1	0	3	1	100	75	93	97	5:26.896	05:12.0
cu08	1	0	2	13	100	13	84	30	1:22.508	03:48.9
cu09	1	0	1	6	100	14	95	39	0:57.376	02:21.0
cu10	1	0	2	0	100	100	89	96	3:12.408	02:58.0
cu11	1	0	3	0	100	100	56	100	2:17.732	01:16.9
cu12	1	0	4	0	100	100	52	95	3:14.300	01:46.0
cu13	1	0	3	1	100	75	78	47	0:54.388	01:30.0
cu14	0	0	0	2	—	0	—	0	0	00:18.0
cu15	1	0	3	2	100	60	71	78	1:42.936	01:32.9

续表 4-6

Record	TPs	FN	TPp	FP	ESe	E+P	DSe	D+P	Ref duration	Test duration
cu16	2	0	3	7	100	30	17	10	1:51.768	03:05.9
cu17	1	0	2	0	100	100	84	80	0:38.528	00:40.0
cu18	1	0	2	0	100	100	75	100	0:26.760	00:20.0
cu19	1	1	2	5	50	29	53	13	1:26.040	05:57.0
cu20	1	0	2	0	100	100	11	100	4:24.692	00:30.0
cu21	4	0	6	0	100	100	69	72	2:02.128	01:56.0
cu22	1	0	1	0	100	100	95	92	1:49.972	01:53.0
cu23	1	0	1	0	100	100	71	100	1:42.472	01:13.0
cu24	1	0	1	0	100	100	84	100	1:07.580	00:57.0
cu25	1	0	3	0	100	100	67	75	0:38.956	00:35.0
cu26	2	0	2	4	100	33	80	43	1:13.720	02:15.9
cu27	1	0	2	3	100	40	96	35	0:23.220	01:02.9
cu28	1	0	1	2	100	33	55	28	0:12.692	00:24.9
cu29	1	0	4	1	100	80	40	83	2:10.748	01:03.0
cu30	3	0	9	0	100	100	29	86	6:11.464	02:05.0
cu31	1	0	1	0	100	100	75	100	0:14.560	00:10.9
cu32	1	0	1	2	100	33	95	63	0:47.340	01:11.0
cu33	1	0	2	2	100	50	91	76	1:28.584	01:46.0
cu34	2	0	3	2	100	60	48	50	0:55.084	00:53.0
cu35	1	0	2	1	100	67	71	67	0:25.352	00:26.9
Sum	44	2	86	67					1:03:15.072	1:03:10.136
Gross					96	56	66	66		
Average					97	66	71	67		

Summary of results from 35 records

4.5 IEC 60601-2-27/YY 1079 中规定的试验方法介绍和测试结果

4.5.1 QRS 波幅度和间期的范围

1. 试验方法

按 IEC 60601-2-27/ YY 1079 的规定，试验方法如下：

（1）通过图 4-11 的通用实验电路加图 2-1 及其相关标准要求的试验波形到监护仪导联。

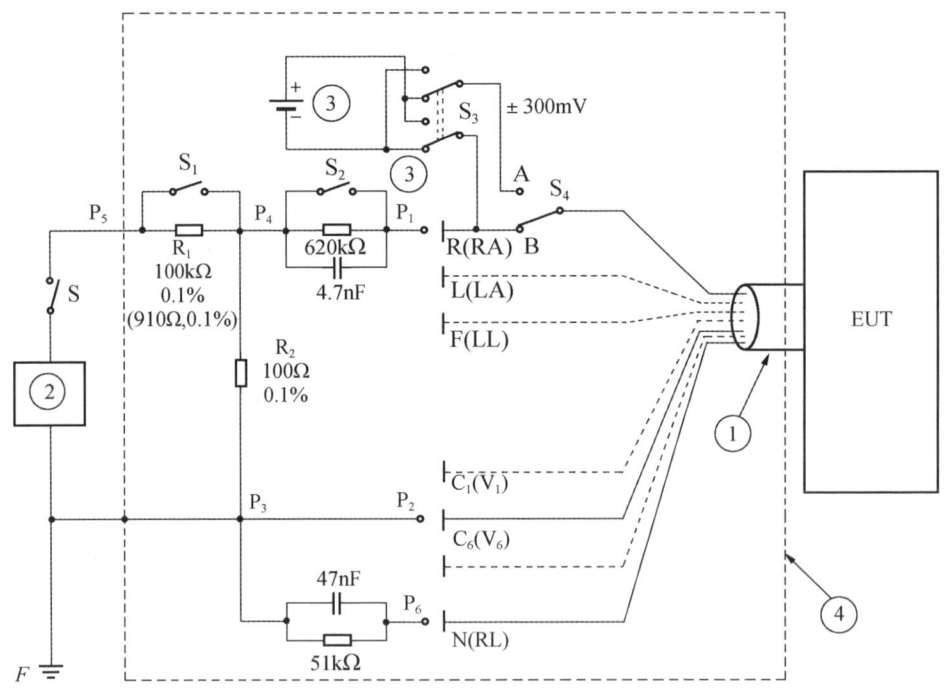

图 4-11 通用实验电路

①：Patient cable；
②：Signal generator, output impedance < 1 kΩ and linearity ±1%；
③：d. c. offset voltage source (300 mV)；
④：Shield；
$R_{1,2}$：Input voltage divider；
S_1：Switch, shorts signal source impedance；
S_2：Switch, shorts unbalance caused by skin impedance；
S_3：Switch, changes polarity of d. c. offset voltage source；
S_4：Switch, connects/disconnects the d. c. offset voltage source；
S：Switch, connects/disconnects the signal generator；
$P_{1,2,6}$：Lead wire connection points；
$P_{3,4}$：ECG input signal；
P_5：Signal generator; output signal.

关闭 S_2,打开 S_1,将 S_4 拨到位置 B,记录显示心率。

(2)就以下的波形参数的所有组合进行此项试验:

①QRS 波幅度为 0.5～5 mV;

②宽度为 70～120 ms(新生儿/小儿监护仪为 40～120 ms);

③心率为 30～200 bpm(新生儿/小儿监护仪为 30～250 bpm)。

(3)在所有情况下,显示心率值应在试验心率的 ±10% 或 5 bpm 中较大者的范围内。

(4)加 QRS 波的幅度为 0.15 mV 的所有最大和最小宽度和心率组合的上述波形。除非是新生儿/小儿监护仪,否则监护仪应不响应此波形。

(5)设置 QRS 的幅度为 1.0 mV,宽度为 10 ms,以最大和最小心率重复步骤(4)。除非是新生儿/小儿监护仪,否则监护仪应不响应此波形。

如果制造商的规格超出标准的要求,按照制造商的规格进行试验。

2. 试验结果

将设计的算法移植到 DSP 中,借助已有的硬件系统(电源电路、主控电路和信号采集电路)来显示测量到的心率。因为设计的规格(表 4-7)超出标准的要求,所以按设计规格进行试验。试验结果见图 4-12～图 4-20 和表 4-8、表 4-9。

表 4-7 心率检测规格

测量范围	成人:15～300 bpm 小儿:15～350 bpm
分辨率	1 bpm
心率检测误差	2 bpm 或 ±2% 中较大者

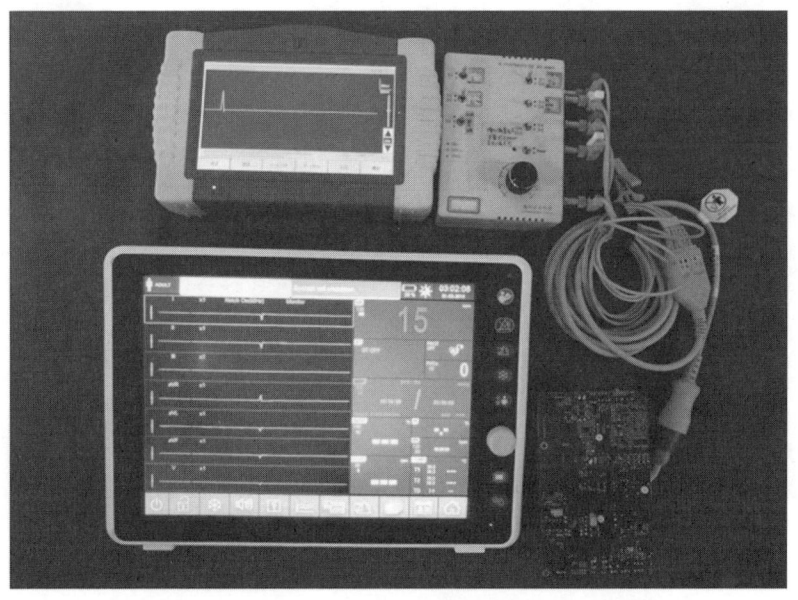

图 4-12 输入 0.5mV,70ms,15bpm 的 QRS 波(成人模式)

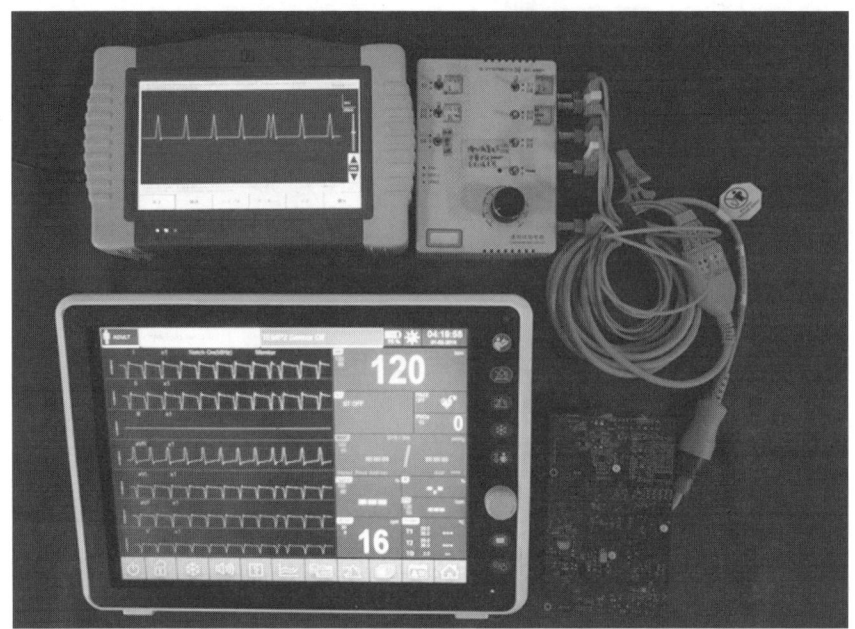

图 4-13 输入 2mV，100ms，120bpm 的 QRS 波（成人模式）

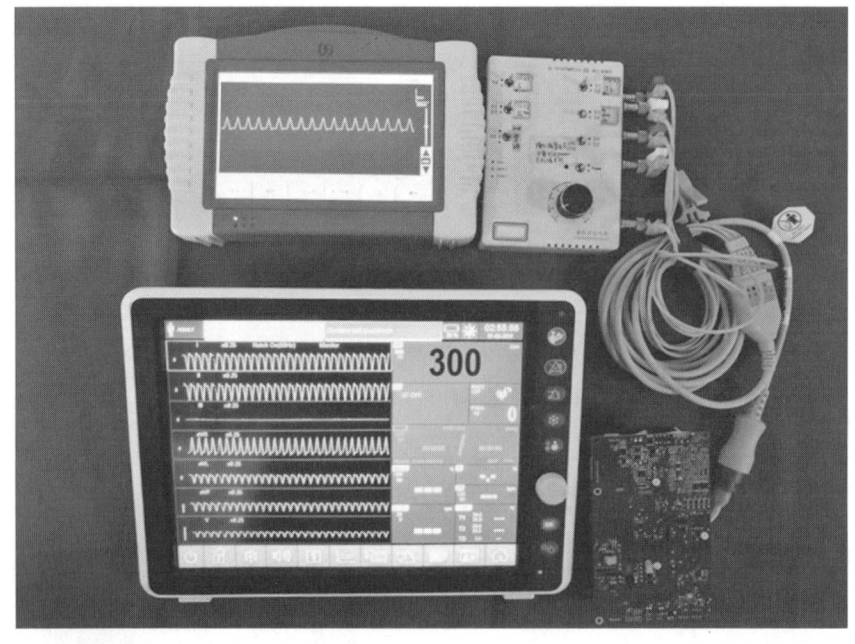

图 4-14 输入 5mV，120ms，300bpm 的 QRS 波（成人模式）

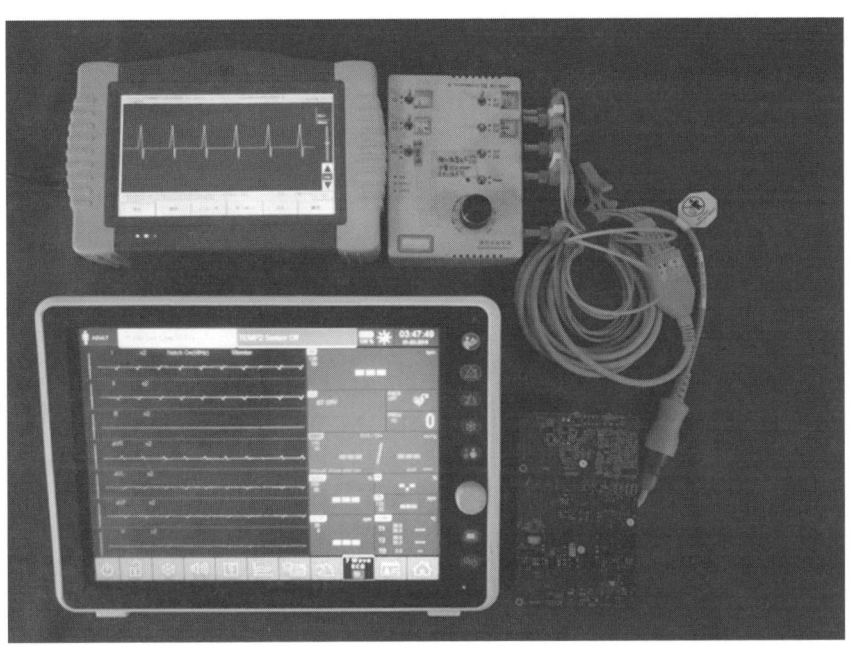

图 4 – 15　输入 0.15mV，100ms，120bpm 的 QRS 波（成人模式）

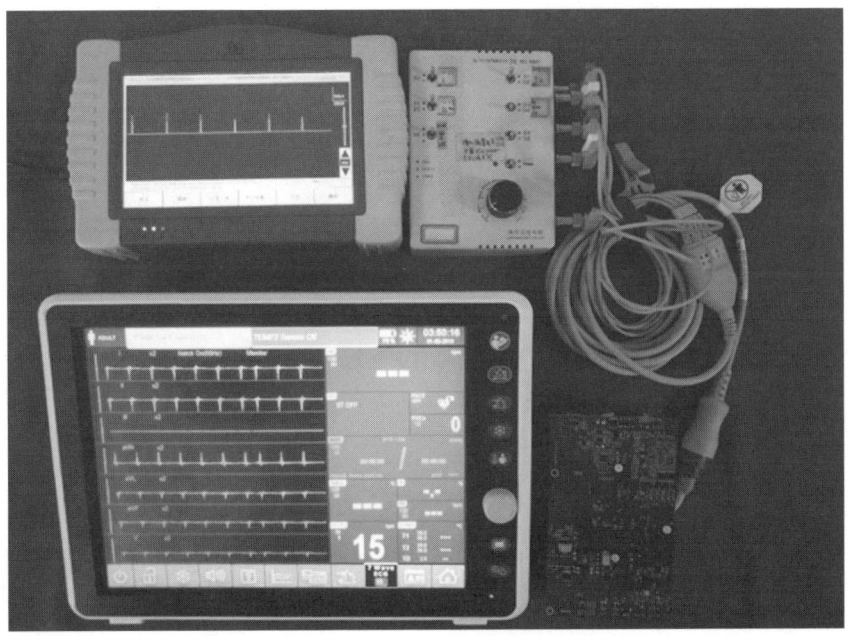

图 4 – 16　输入 1mV，10ms，120bpm 的 QRS 波（成人模式）

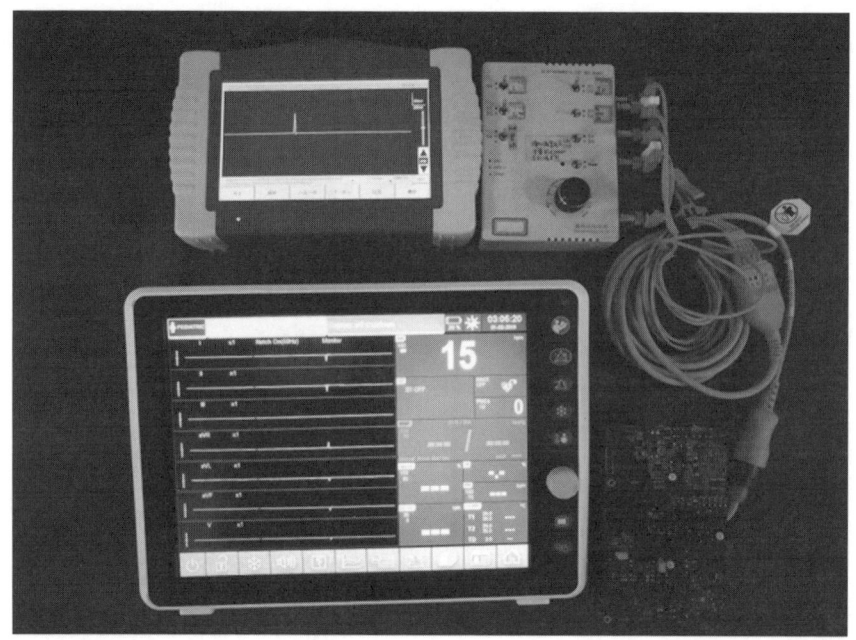

图 4-17 输入 0.5mV，40ms，15bpm 的 QRS 波（小儿模式）

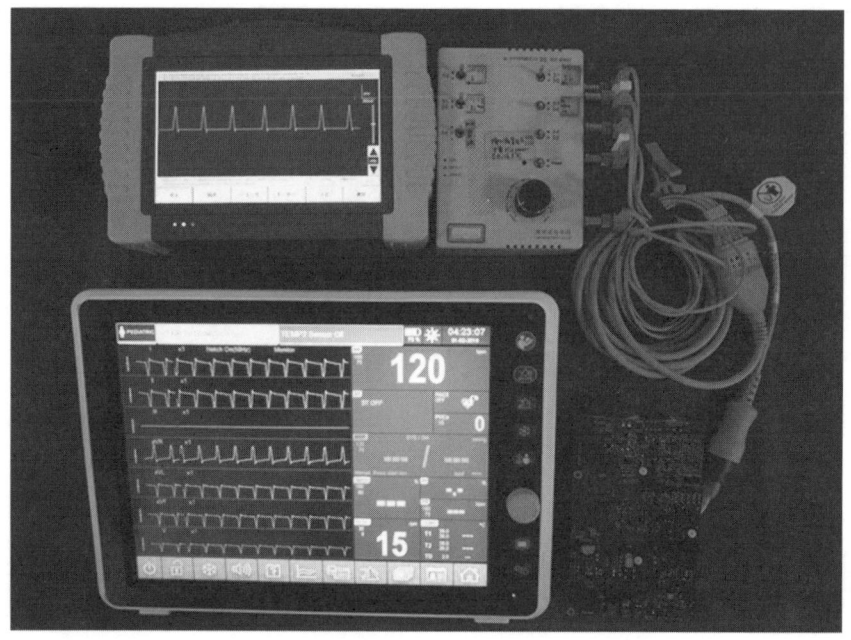

图 4-18 输入 2mV，100ms，120bpm 的 QRS 波（小儿模式）

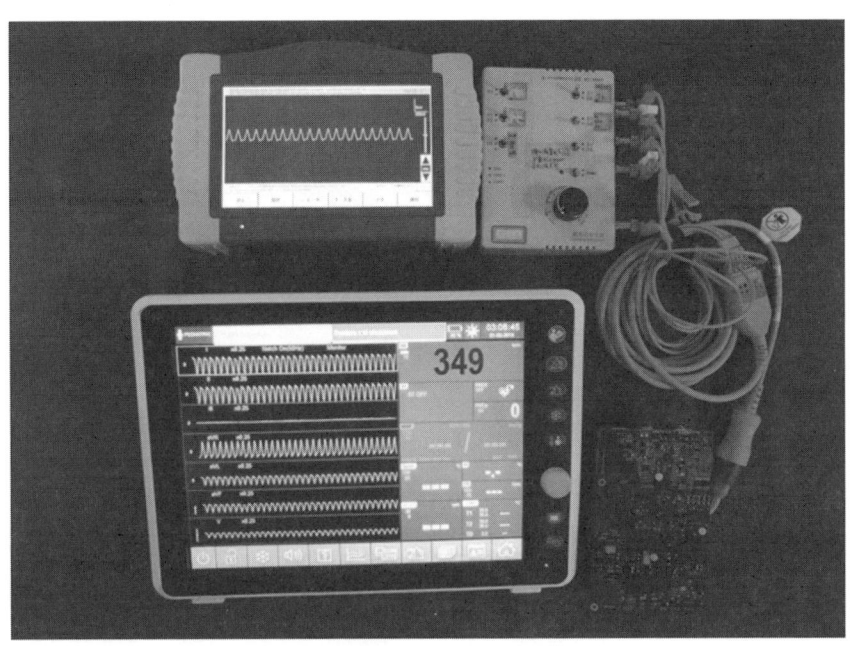

图 4-19 输入 5mV，120ms，350bpm 的 QRS 波（小儿模式）

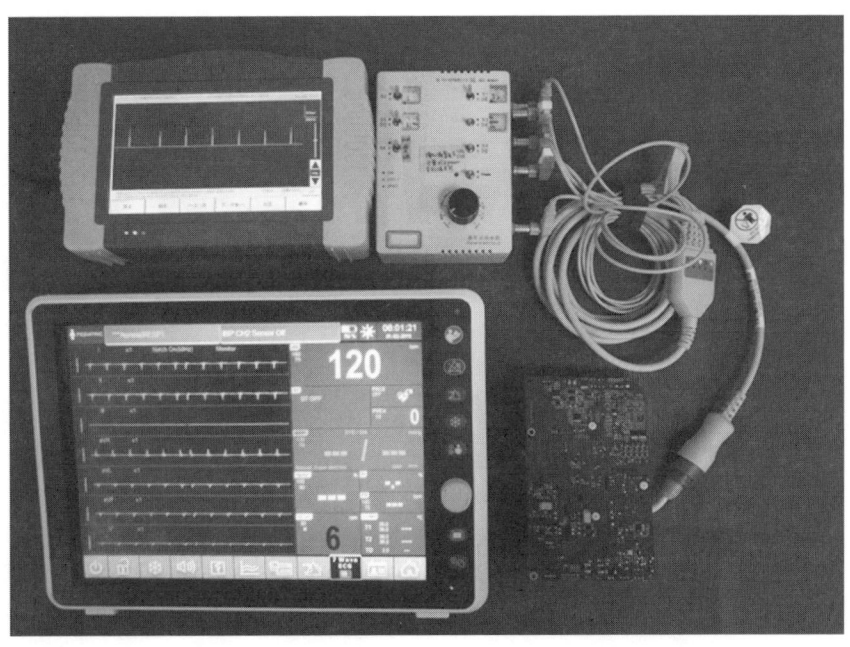

图 4-20 输入 1mV，10ms，120bpm 的 QRS 波（小儿模式）

表 4-8 成人模式 QRS 波幅度和间期的范围试验结果

	设 定 值					
	15	60	120	200	250	300
	检 测 值					
0.5 mV, 70 ms	15	60	120	200	250	300
0.5 mV, 100 ms	15	60	120	200	250	300
0.5 mV, 120 ms	15	60	120	200	250	300
2 mV, 70 ms	15	60	120	200	250	300
2 mV, 100 ms	15	60	120	200	250	300
2 mV, 120 ms	15	60	120	200	250	300
5 mV, 70 ms	15	60	120	200	250	300
5 mV, 100 ms	15	60	120	200	250	300
5 mV, 120 ms	15	60	120	200	250	349
0.15 mV, 70 ms	—	—	—	—	—	—
0.15 mV, 100 ms	—	—	—	—	—	—
0.15 mV, 120 ms	—	—	—	—	—	—
1 mV, 10 ms	—	—	—	—	—	—

注：—表示监护仪不显示测量值。

表 4-9 小儿模式 QRS 波幅度和间期的范围试验结果

	设 定 值						
	15	60	120	200	250	300	350
	检 测 值						
0.5 mV, 40 ms	15	60	120	200	250	300	350
0.5 mV, 80 ms	15	60	120	200	250	300	350
0.5 mV, 120 ms	15	60	120	200	250	300	350
2 mV, 40 ms	15	60	120	200	250	300	350
2 mV, 80 ms	15	60	120	200	250	300	350
2 mV, 120 ms	15	60	120	200	250	300	350
5 mV, 40 ms	15	60	120	200	250	300	350
5 mV, 80 ms	15	60	120	200	250	300	350
5 mV, 120 ms	15	60	120	200	250	300	350

续表 4-9

	设 定 值						
	15	60	120	200	250	300	350
	检 测 值						
0.15 mV, 70 ms	—	—	—	—	—	—	—
0.15 mV, 100 ms	—	—	—	—	—	—	—
0.15 mV, 120 ms	—	—	—	—	—	—	—
1 mV, 10 ms	15	60	120	200	250	300	349

注：—表示监护仪不显示测量值。

4.5.2 心率的测量范围和准确度

1. 试验方法

按 IEC 60601-2-27/ YY 1079 的规定，试验方法如下：

(1)根据图 2-1 加一幅度为 1 mV，宽度为 70 ms 的三角波到监护仪输入端。

(2)设置重复率为设备最小可测心率(此重复率一般为 30 bpm 或更小，但不得为 0)。

(3)显示心率应该在输入心率 ±10% 或 ±5 bpm(取大者)的范围内。如果生产商声明更高的准确度，则显示心率应在生产商规定的误差范围内。

(4)在设备最大可测心率(即，对于成人监护仪，至少 200 bpm，对于新生儿/小儿监护仪，至少 250 bpm)和四个中间心率 60 bpm，100 bpm，120 bpm 和 180 bpm 重复步骤(1)到(3)。

(5)输入心率为 0 和最小可测心率的 25% 和 50% 波形，重复步骤(1)到(2)。显示的心率不应超过声明的最小测量范围。

(6)输入 300 bpm 和 300 bpm 与设备最大可测心率的和的一半。对于新生儿/小儿监护仪，这些心率为 350 bpm 和 350 bpm 与设备最大可测心率之和的一半。显示的心率不应高于声明的最大测量范围。

2. 试验结果

按照要求搭建如下试验电路，试验结果如图 4-21～图 4-24 及表 4-10 和表 4-11 所示。

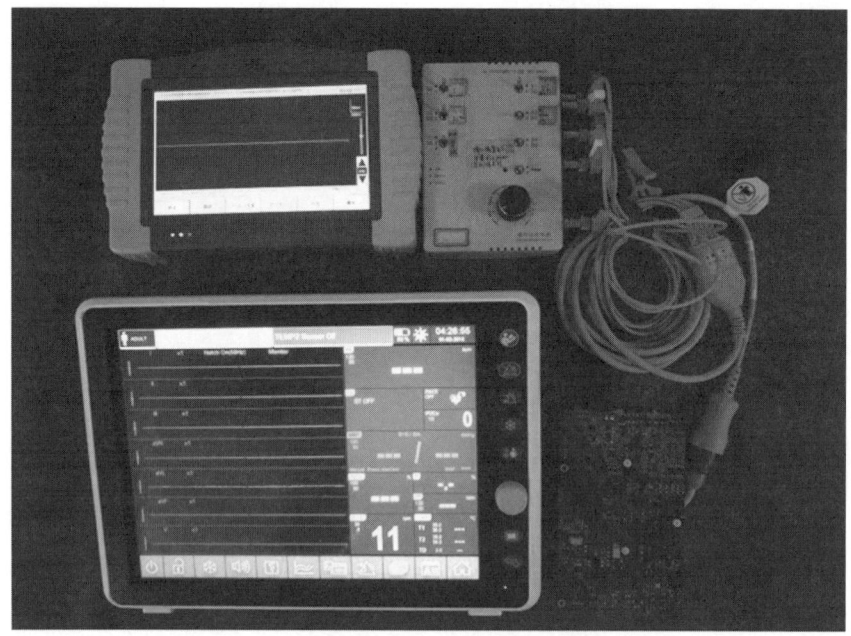

图 4-21 输入 1mV,70ms,0bpm 的 QRS 波(成人模式)

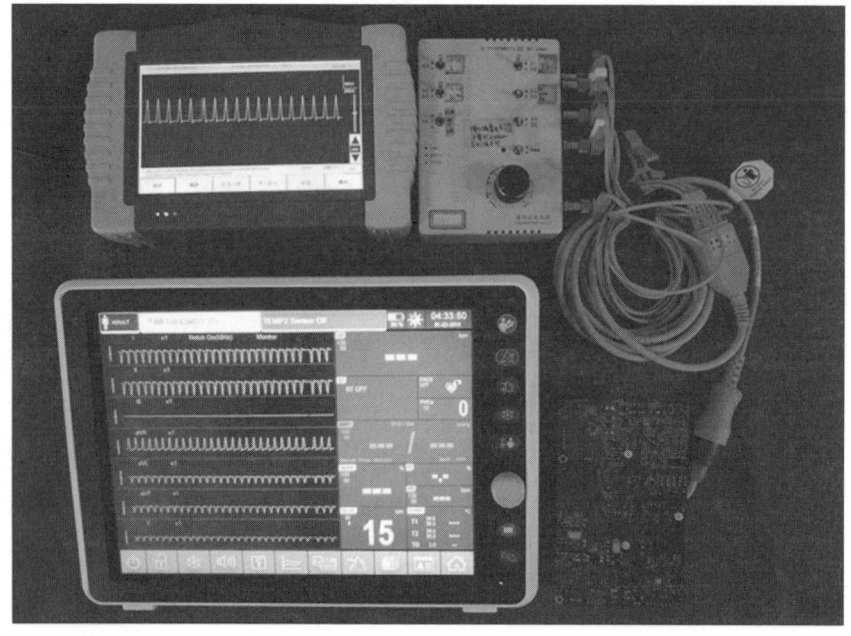

图 4-22 输入 1mV,70ms,303bpm 的 QRS 波(成人模式)

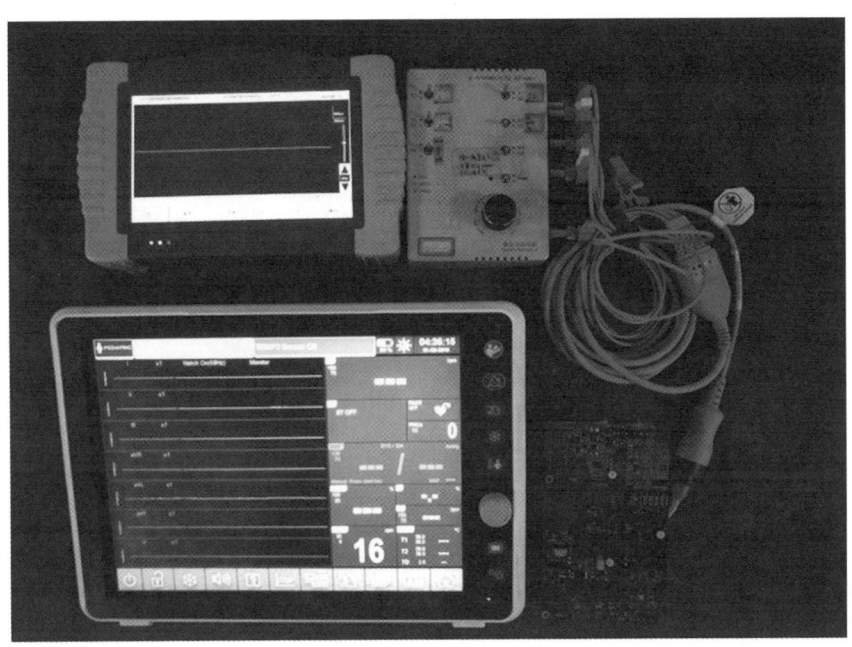

图4-23 输入1mV,70ms,0bpm的QRS波(小儿模式)

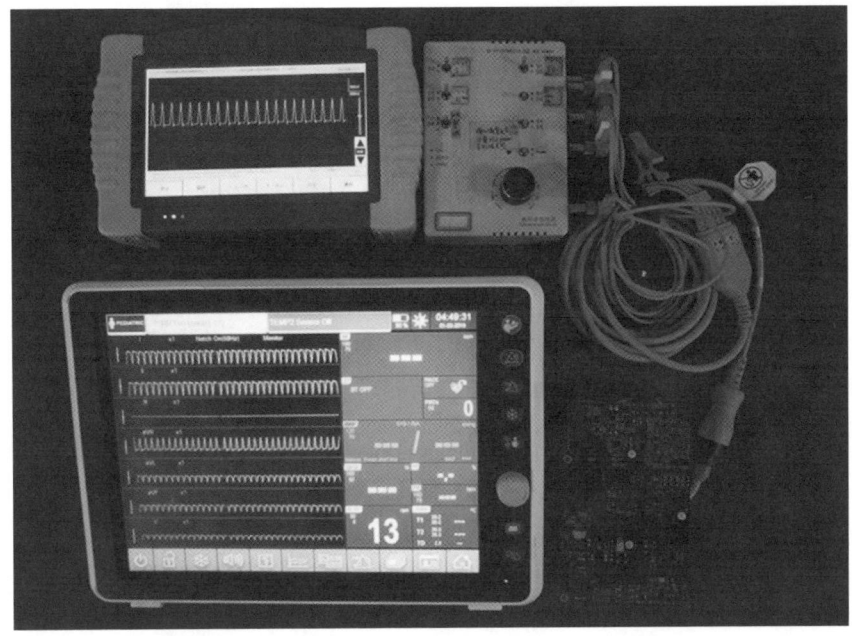

图4-24 输入1mV,70ms,353bpm的QRS波(小儿模式)

表4-10 成人模式心率测量范围和准确度试验结果

	设 定 值								
	0	4	7	15	60	120	200	250	300	303
	检 测 值								
1 mV,70 ms	—	—	—	15	60	120	200	250	300	—

注：—表示监护仪不显示测量值。

表4-11 小儿模式心率测量范围和准确度试验结果

	设 定 值								
353	0	4	7	15	60	120	200	250	300	350
	检 测 值								
1 mV,70 ms	—	—	—	15	60	120	200	250	300	350	—

注：—表示监护仪不显示测量值。

4.6 结论

系统及相关信号处理算法引擎实现后，完成既定的课题功能与项目目标：

（1）建立一个针对除颤器的信号处理算法研究平台，可显示、存储、回放，以及研究除颤器的信号处理算法的效果。

（2）实现同步除颤和异步除颤实时监测。

如在监测 CU 数据库的 cu01 例数据时，根据输入的配置为异步除颤，发现 cu01 例数据有室颤报警，如图 4-25 所示。然后根据分析结果（平台会将分析结果存储到文件中），知道 cu01 例数据在第 222 s 被定位出为室颤，而室颤的真实发生时间是在第 215 s，所以算法在综合判断了 7 s 后，定位出室颤报警，并统计出 cu01 例数据室颤总时长为 291 s。

在分析 cu18 例数据时，输入配置为异步除颤，分析界面如图 4-26 所示。

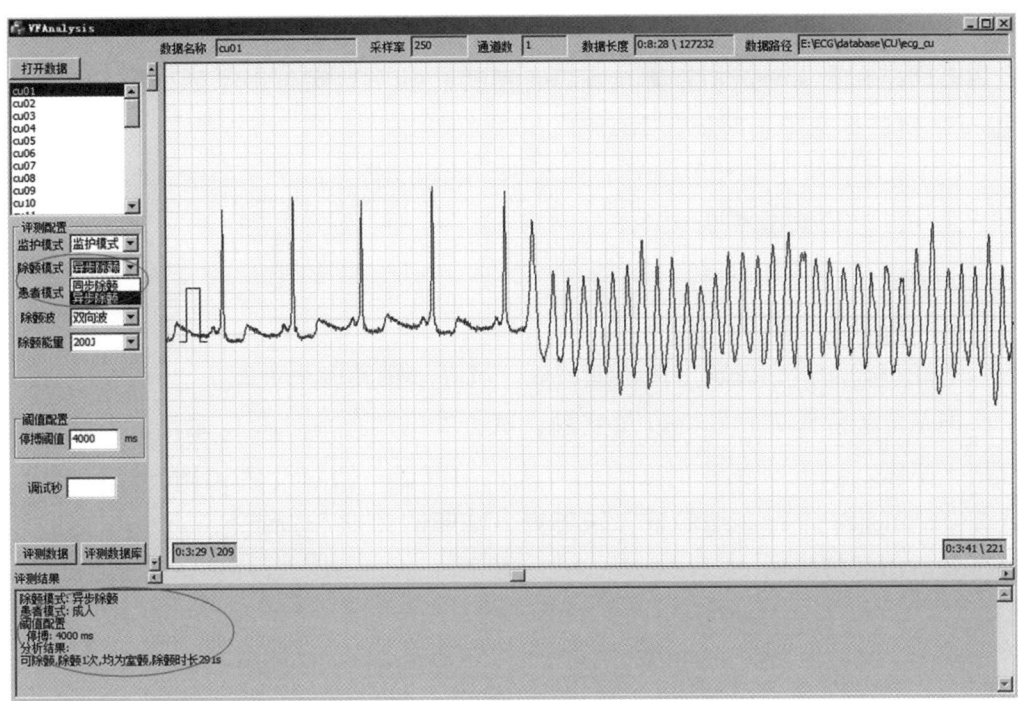

图 4-25 监测 cu01 例数据定位出室颤报警

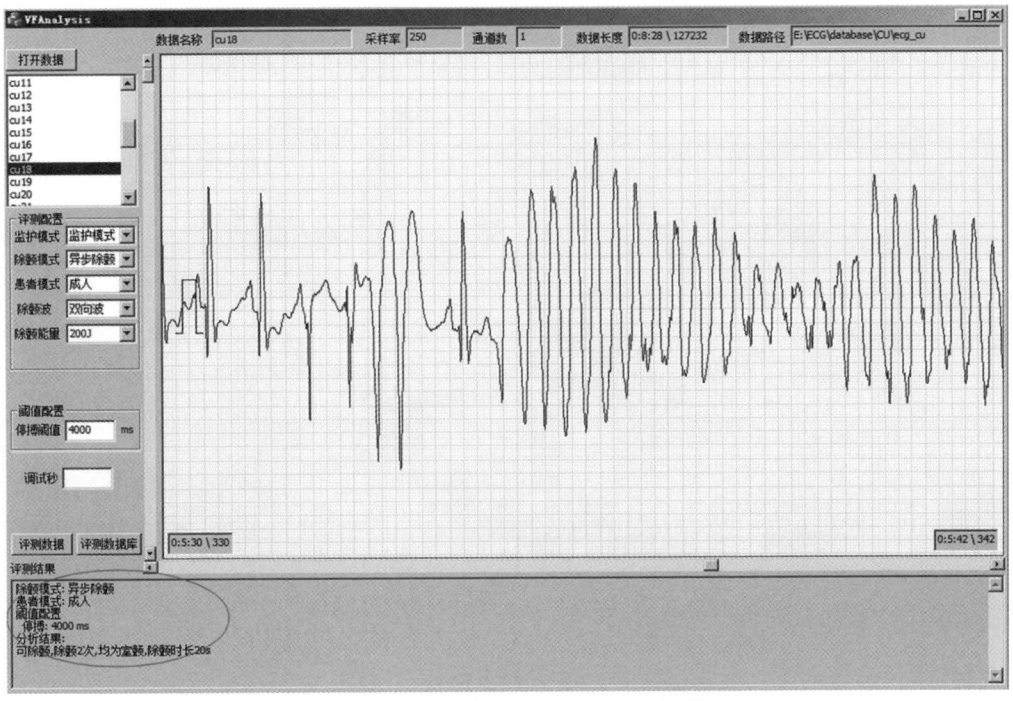

图 4-26 cu18 例数据定位出室颤报警

根据分析结果知道，cu18 例数据在第 335s 被定位出为室颤，而室颤的真实发生时间是在第 339s，所以算法在综合判断了 4s 后，定位出室颤报警，并统计出 cu18 例数据室颤总时长为 20s。

(3) 实现系统中的相关信号处理算法，达到了评价的 3 个关键指标：

①QRS 波检测敏感度 >97%；

②QRS 波检测延时 <35 ms；

③室颤检测敏感度 >90%。

上述指标均达到课题中的预期目标，具有一定的应用价值。

但是由于除颤的特殊性以及室颤、室速发病的危急性和致命性，系统若要应用于临床，还需要在各个方面进行优化与改进，同时在优化到一定程度时，还需要到临床中进行实地验证，采集更多临床的数据来验证本系统，以更好地评价其应用的可行性。

参 考 文 献

[1] Brownstein S L. CPR: Resuscitation of the arrested heart [J]. Prehospital Emergency Care, 1999, 130(12): 482-483.

[2] 李永群. 心肺复苏自动化过程中的关键算法研究[D]. 广州: 南方医科大学, 2007.

[3] 深圳"AED 地图"遍布全城 一键可查最近救命神器[EB/OL]. (2018-10-15). http://gd.sina.com.cn/sztech-news/csj/2018-10-15/detail-ifxeuwws4490421.shtml.

[4] 廖金红. 自动体外除颤器生理信号采集系统的研究[D]. 武汉: 武汉理工大学, 2012.

[5] Gliner B E, Lyster T E, Dillion S M, et al. Transthoracic defibrillation of swine with monophasic and biphasic waveforms[J]. Circulation, 1995, 92(6): 1634-1643.

[6] Greene H L, Dimao J P, Kudenchuk P J, et al. Comparison of monophasic and biphasic defibrillating pulse waveforms for transthoracic cardioversion[J]. American Journal of Cardiology, 2005, 75(16): 1135-1139.

[7] Leng C T, Paradis N A, Calkins H, et al. Resuscitation after prolonged ventricular fibrillation with use of monophasic and biphasic waveform pulse for external defibrillation[J]. Circulation, 2007, 101(25): 2968-2974.

[8] 邱鹏, 李庆, 李传华. 简述除颤监护仪的除颤原理[J]. 仪器原理与使用, 2010, 25(11): 41-42.

[9] 马敏, 朴松哲. 房颤检测在病人监护中的应用[J]. 医疗保健器具, 2008, 15(7): 62-63.

[10] 陆宏伟. 利用 R-R 间期辨别房颤与正常窦性心律[J]. 生物医学工程学杂志, 2010, 27(1): 183-187.

[11] Tateno K, Glass L. A method for detection of atrial fibrillation using RR intervals [J]. Computers in Cardiology, 2000, 27(1): 391-394.

[12] 苏斓. 基于独立分量分析的房颤信号提取的研究[D]. 重庆: 重庆大学, 2009.

[13] 张敬, 郑强荪, 刘雄涛. 心房颤动患者心房活动特征的提取与分析[J]. 中国心脏起搏与心电生理杂志, 2008, 22(1): 34-38.

[14] Amann A, Tratnig R, Unterkofler K. A new ventricular fibrillation detection algorithm for automated external defibrillators[C]//IEEE. IEEE Conference Publications, 2005: 559-562.

[15] Thakor N V, Zhu Y S, Pan K Y. Ventricular tachycardia and fibrillation detection by a sequential

hypothesis testing algorithm[J]. IEEE Transactions on Biomedical Engineering, 1990, 37(9): 837-843.

[16] Zhang X S, Zhu Y S, Thakor N V, et al. Detecting ventricular tachycardia and fibrillation by complexity measure [J]. IEEE Transactions on Biomedical Engineering, 1999, 46 (5): 548-555.

[17] Lempel A, Ziv J. On the Complexity of Finite Sequences[J]. IEEE Transactions on Information Theory, 1976, 22(1): 75-81.